CESARE GIAMPIETRO

MEDICINA ESTETICA 360

Come Mantenere e Preservare La Tua Bellezza Con I Segreti Della Medicina Estetica Moderna

Titolo

"MEDICINA ESTETICA 360"

Autore

Cesare Giampietro

Editore

Bruno Editore

Sito internet

http://www.brunoeditore.it

Sommario

Introduzione

Sono un medico estetico che esercita da anni, e con grande passione, la Medicina Estetica; nel tempo ho avuto modo di visitare e trattare innumerevoli donne (e uomini) e mi sono, sovente, trovato nella condizione di dover dare consigli e suggerimenti alle donne, insegnando loro semplici ma preziosi "Segreti" da rispettare per preservare la propria salute e la loro bellezza, esteriore e interiore.

Spesso, inoltre, ho notato che il disagio per un inestetismo nasce da un disagio più profondo, che coinvolge l'autostima delle donne, provate frequentemente, purtroppo, da esperienze di vita negative, lavorative, personali e sentimentali.

La Medicina Estetica, a volte ancora denigrata, ha invece un ruolo fondamentale nel potenziare e risollevare l'autostima femminile (e maschile). Quando una donna si piace allo specchio, quando appare fresca e riposata, pur con le sue piccole imperfezioni (che per fortuna tutti noi abbiamo), affronta la vita in modo diverso.

Ho notato che un atteggiamento positivo, di autoapprezzamento e autovalorizzazione, nel tempo, condiziona positivamente l'intera vita della paziente.

Alcuni dei Segreti che suggerisco, pertanto, riguardano proprio il modo di affrontare la vita per migliorarla e, quindi, valorizzarsi. Spesso non si è consapevoli di molti aspetti negativi della nostra vita finché non è qualcun altro a farceli notare.

La Medicina Estetica è un settore della Medicina che nasce da più branche specialistiche della Medicina stessa, e ne segue i percorsi tradizionali.

Essa è indirizzata al trattamento dei "disturbi della figura" o, più propriamente, degli inestetismi, di qualunque natura essi siano; il paziente considera "inestetismo" ciò che pone un limite estetico alla percezione dell'immagine del proprio corpo come bello e armonico.

Compito del medico estetico è intervenire, dunque, direttamente sull'organismo, recuperando la funzionalità compromessa, stimolando la rigenerazione cellulare, operando sul riequilibrio funzionale e posturale e agendo anche sui processi evolutivi, nell'ambito di un progetto globale e programmato che deve tendere al recupero dell'aspetto estetico.

La Medicina estetica è oggi sempre più legata alla qualità di vita del paziente, in quanto, nel trattare il singolo inestetismo, in realtà ne migliora le condizioni globali, proponendosi finanche l'obiettivo di curare i disagi sofferti: stress, qualità del sonno, dolori, decadimento organico, involuzione senile, invecchiamento cellulare.

La Medicina Estetica moderna non è (più) solo "punturine" (lo è mai stata poi?) ma "benessere globale della persona"; per questo motivo nel mio libro troverai tanti Segreti che coinvolgono ogni aspetto della tua vita.

Il bravo medico che si occupa della tua bellezza non è quello che ti fa le "punturine" e via col prossimo, come in una catena di montaggio. Il medico estetico moderno è, oggi, anche una figura sanitaria di sostegno psicologico, in grado di capire il perché del tuo disagio e aiutarti a risolverlo nel migliore dei modi, senza illuderti o prometterti soluzioni miracolose.

Il bravo medico estetico (o dermatologo o chirurgo plastico, naturalmente) è anche quello che, contro i suoi interessi, ti insegna a convivere col tuo inestetismo, qualora non fosse possibile migliorarlo più di tanto.

Il libro è suddiviso in sei differenti capitoli: "I principi fondamentali della bellezza"; "Come alimentarti nel modo più corretto"; "Gli unici due modi per mantenerti in salute" (ovvero, con l'attività fisica e la medicina preventiva); "Come raggiungere il benessere mentale"; "Come scegliere i migliori integratori"; "I trattamenti di Medicina Estetica più adatti a te".

Il capitolo finale ha lo scopo di educare le pazienti alla Medicina Estetica, suggerendo loro a quali trattamenti eventualmente possano sottoporsi, in base agli inestetismi che desiderano maggiormente curare.

Alla fine di ogni capitolo troverai dei Segreti riassuntivi del capitolo stesso, utili da tenere a mente e consultare anche più volte nel tempo.

Alcuni segreti, quelli più importanti (quali, per esempio, l'astensione dal fumo, dai raggi ultravioletti, la corretta alimentazione, l'attività fisica) sono volutamente ripetuti in più capitoli, ma in differenti contesti, proprio per evidenziarne l'importanza.

Questo libro è la reale raccolta delle semplici regole che più spesso ho insegnato alle mie pazienti. Coloro che le hanno seguite, anche solo in parte, ne hanno tratto un grande giovamento, non solo esteriore.

Spero possano essere utili anche a tutte le lettrici e ai lettori.
Buona lettura

Cesare Giampietro

Capitolo 1:
I principi fondamentali della bellezza

La Medicina Estetica, come qualsiasi altro campo della Medicina, ha oggi compiuto notevoli progressi; essa è entrata, infatti, regolarmente nella vita di milioni di persone nel mondo, donne e uomini, alla quale si rivolgono per ritrovare un'armonia esteriore che ritengono perduta o in via di declino.

Prima di entrare nello specifico, e parlare quindi di modifiche corporee, è però indispensabile prendere atto, per vivere in modo sereno la propria vita, che piccoli, ma a volte rivoluzionari cambiamenti, debbano essere affrontati rispetto ai nostri abituali stili di vita, soprattutto a livello mentale.

Il cambiamento deve infatti iniziare da te, dal tuo atteggiamento, non dal tuo corpo.

Finalmente è giunto il momento di cambiare il modo in cui affronti la tua vita e di come ti guardi allo specchio. Smetti di criticarti, apprezza e valorizza ciò che più ti piace di te. Cogli sempre e comunque il piacere della vita. Oggi. Adesso.

Sentiti bella, perché lo sei. Non devono dirtelo gli altri, devi saperlo tu. Occupati ogni giorno della tua bellezza; sentiti protagonista della tua esistenza, avverti il tuo corpo vivo, presente, partecipe alla vita. Impara a bastare a te stessa, sentiti indipendente dalle opinioni e dal giudizio altrui. Impegnati a raggiungere l'essenza della tua bellezza autentica.

Affronta la vita serenamente: vivere stressati e costantemente arrabbiati o preoccupati è il modo peggiore per affrontare le difficoltà quotidiane. I nostri muscoli facciali esprimono le nostre emozioni interne, e condizionano i punti in cui le rughe si svilupperanno maggiormente.

Trova un momento in cui sei rilassata e hai del tempo a disposizione, e fai questo semplice esercizio: visualizza i nodi della tua vita in cui si sono aggrovigliate la tua rabbia e le tue paure, e cerca di scioglierli mentalmente. Fallo con calma, senza fretta; se non riesci, riprova in un altro momento. Abbandonati al flusso dei tuoi pensieri.

Il giusto approccio mentale influenza positivamente il corso degli eventi, per cui modifica il modo in cui vivi le cose. Come si fa con le piante, pota i rami vecchi, fai crescere rami e germogli nuovi. Rinnovati continuamente, incessantemente, a ogni età. Sprigiona la tua energia vitale.

Non pensare alla tua vita solo a come la vivi adesso. Pensati nel futuro. Come sarà il tuo aspetto? Cosa farai? Lo stesso lavoro? E i figli? La vita sentimentale? Come pensi che potrai sentirti?

Cerca dentro di te la motivazione al cambiamento, ripensa alla tua vita passata, alle esperienze negative vissute, al perché ti sei lasciata andare, se lo hai fatto. Sostituisci la parola "sempre" con la parola "adesso": ti sentirai finalmente libera di fare ed essere quello che vuoi veramente.

Vivi il tuo presente, nel bene e nel male, non pensare al passato né al futuro; è nel tuo "adesso" che troverai la concreta e reale possibilità di migliorare te stessa.

Riprendi in mano la tua vita: il tuo aspetto cambierà immediatamente, in meglio; le altre persone non vedranno più il tuo viso stanco, appesantito, corrucciato, e tu ti sentirai subito più in forma, apprezzata e valorizzata.

È la base della teoria dei "neuroni specchio": un complesso meccanismo neurale che determina le nostre reazioni in base ai comportamenti positivi o negativi che osserviamo negli altri.

Previeni. Qualunque età tu abbia, prenditi cura di te stessa sottoponendoti a semplici trattamenti di Medicina estetica uno o due volte l'anno. Non è necessario strafare. Bastano piccole cose, ma costanti nel tempo.

Dai la priorità agli inestetismi che già adesso ti danno più fastidio quando ti guardi allo specchio. È possibile che negli anni a venire proprio quelli ti creeranno maggiore disagio.

Mangia in maniera sana e bevi adeguatamente. Fai la giusta attività fisica, prenditi cura dei tuoi muscoli, delle tue ossa, delle tue articolazioni e tendini e di tutti i tuoi organi, oltre che della tua pelle. Ne beneficeranno la tua salute, il tuo aspetto e anche il tuo umore.

Vivere in uno spazio che ci gratifica migliora il nostro umore e la percezione che abbiamo di noi stessi; se puoi, cambia l'arredamento di casa. Non è necessario investire grosse somme, basta modificare la disposizione dei mobili, sostituire le tende o i tessuti dei divani, dipingere le pareti.

Sbarazzati di oggetti che non ti piacciono più. Liberati materialmente del superfluo, butta via ciò che non ti serve o non ti è mai servito. Ti sentirai subito più libera, energica, creativa.

Utilizza sempre una buona crema per il viso e per il corpo; ma non spendere cifre da capogiro in profumeria per arricchire la super model di turno. Una buona crema deve essere innanzitutto idratante, magari lievemente esfoliante (in autunno/inverno) e avere una protezione solare molto alta (mimino 30).

Il sole è sicuramente piacevole: migliora l'umore ed è benefico per le ossa; ma danneggia irreparabilmente e in modo definitivo, il Dna delle nostre cellule, causa rughe, macchie, e, purtroppo, anche brutte malattie.

Impara a mettere la crema solare tutto l'anno; già prima di uscire di casa se vai al mare, e ripeti poi l'applicazione ogni 2-3 ore: durante la giornata la crema solare "si perde" a causa dell'assorbimento, dei bagni, del sudore, della degradazione spontanea.

Non fare troppo affidamento sulle creme cosiddette water proof; crema "resistente all'acqua" non significa impermeabile. Dopo il bagno vanno immediatamente riapplicate anch'esse.

Ricorda che mettere la crema solare non è un lasciapassare per rimanere ore distese sul lettino al sole. Non starò a tediarti su cosa significhino i fattori di protezione ma una crema con spf 30 non significa che sia il doppio di 15. Non esiste alcuna crema solare che sia in grado di bloccare le radiazioni al cento per cento.

La quantità giusta di crema solare è di due cucchiaini ben pieni se si vogliano proteggere solo viso, collo e braccia; 6 cucchiaini se si voglia proteggere invece tutto il corpo; e non dimenticare il retro del collo, il retro delle orecchie, il dorso del piede.

Mi raccomando: non lasciare che nessun prodotto ti culli in una falsa idea di sicurezza riguardo l'esposizione solare. Per proteggersi, la soluzione migliore consiste in una giusta combinazione di ombra, vestiti adeguati, creme solari e buon senso.

Anche se proteggono, i prodotti per la protezione solare non dovrebbero pertanto affermare o dare l'impressione di garantire una protezione totale dai rischi derivanti da un'eccessiva esposizione ai raggi UV.

Ripararsi dai danni del sole è la cosa più importante che tu possa fare sin da subito per preservare la tua bellezza e la tua salute.

Ricorda che le radiazioni solari esistono anche d'inverno e quando piove. Basta attendere il tram alla fermata o aspettare che scatti il verde al semaforo per essere colpiti dalle radiazioni solari.

Usa pertanto un filtro solare con protezione molto alta tutto l'anno. Mettilo anche più volte nella stessa giornata, fino al tramonto.

Non dimenticare di proteggere con la crema solare le mani, il collo e il décolleté. Le macchie scure sono uno dei problemi più frequenti causati dal sole e, soprattutto quelle sulle mani e sul viso, sono davvero antiestetiche. A volte però le macchie sul viso sono causate da problemi ormonali, dalla pillola o dalla gravidanza, valuta col tuo medico la tua situazione.

Al sole usa sempre cappelli, foulard, occhiali da sole. Ricorda che gli occhi sono molto delicati e sensibili alla luce solare, utilizza quindi occhiali con lenti adeguate e non acquistare occhiali da bancarella con lenti in plastica, soprattutto per i bambini.

Le lenti in plastica non trattate in modo adeguato non solo non trattengono le radiazioni ultraviolette, ma fanno aumentare la temperatura proprio intorno all'occhio con danni alla lunga molto seri. Vale la pena rischiare la tua salute e quella dei tuoi cari per risparmiare pochi euro?

Un'ulteriore raccomandazione che mi sento fortemente di farti: tieniti assolutamente alla larga da lettini abbronzanti e lampade solari: fanno invecchiare molto precocemente la tua pelle disidratandola, danneggiandola e favorendo la comparsa di rughe e macchie.

So bene che molte pazienti non riescono a vedersi il viso o il corpo "bianco cadaverico" o "come una mozzarella"; eppure, nonostante l'aumento dei tumori legati al sole, nonostante l'evidente invecchiamento precoce che producono i raggi solari, continuo ancora a vedere pazienti che si sottopongono a sedute mensili, quindicinali o addirittura settimanali di lampade solari. Ho persino conosciuto persone che fanno lampade solari un giorno sì e uno no.

Queste pazienti hanno ormai sviluppato una vera e propria dipendenza patologica da lettino solare; già, proprio come il fumo di sigaretta o il gioco d'azzardo. Smetti prima che sia troppo tardi e fatti aiutare dal tuo medico.

Rifletti: come mai il melanoma, un tumore un tempo così raro, è oggi sempre più frequente? Proprio perché una volta non ci si esponeva in modo così indiscriminato al sole.

Se ti piace un aspetto abbronzato usa terre, fondotinta, creme e spray autoabbronzanti, bbcream. Ormai in commercio trovi tutto quanto serva a darti un aspetto sano e senza i rischi del sole.

Per idratare e proteggere le labbra utilizza prodotti senza siliconi. Hai notato che più usi il burro cacao più hai le labbra screpolate e più hai necessità di usarlo di nuovo? È un circolo vizioso voluto dalle aziende per costringerti a comprare più prodotti facendoti sviluppare una dipendenza vera e propria. Alla larga quindi da prodotti che contengono parabeni e siliconi!

Per una protezione più rispettosa della pelle e dell'ambiente prova a utilizzare filtri solari di tipo fisico come l'argilla naturale. La luce solare verrà riflessa efficacemente dal tuo viso ed eviterai dannose interazioni della tua pelle con i filtri chimici contenuti nella stragrande maggioranza delle creme in commercio.

Evita assolutamente il fumo di sigaretta: danneggia il microcircolo della tua pelle (oltre che i tuoi polmoni e il tuo cuore), determinando la formazione delle rughe sopra il labbro, che contribuiscono alla comparsa del fastidioso "codice a barre" molto difficile da trattare da un punto di vista medico-estetico.

Il fumo, inoltre, favorisce e peggiora notevolmente la cellulite che è una vera e propria malattia del microcircolo della cute. Dormi il giusto, in ambiente aerato e con la corretta umidità, soprattutto in inverno, a termosifoni accesi.

In inverno usa un umidificatore per idratare le tue mucose e la tua pelle e proteggerle dall'eccessivo riscaldamento degli ambienti. Eviterai così di svegliarti con la pelle che "tira" o con la gola secca.

RIEPILOGO DEL CAPITOLO 1:

- SEGRETO n. 1: cambia il modo in cui affronti la vita e ti guardi allo specchio. Impara ad avere un approccio mentale positivo rispetto agli eventi di tutti i giorni.
- SEGRETO n. 2: previeni. Bastano piccoli accorgimenti quotidiani e un paio di trattamenti medico-estetici annuali per evitare i danni dovuti all'inesorabile passare del tempo.
- SEGRETO n. 3: non spendere cifre da capogiro in creme che promettono risultati mirabolanti; una buona crema deve essere idratante e con una buona protezione solare, anche d'inverno. Ogni tanto fai un ciclo utilizzando creme leggermente esfolianti per favorire il turnover cellulare.
- SEGRETO n. 4: modifica i tuoi stili di vita, rispetto all'alimentazione, all'esercizio fisico, all'integrazione con prodotti naturali.
- SEGRETO n. 5: evita assolutamente lettini abbronzanti.

Capitolo 2:
Come alimentarti nel modo più corretto

Si tratta ormai di una certezza della scienza moderna: l'alimentazione è fondamentale per mantenere in salute il proprio corpo e preservarne la bellezza.

Gli zuccheri semplici (e in parte i prodotti lattiero-caseari) sono tra le cause principali dello stato infiammatorio della pelle e del corpo. L'infiammazione, cronica e subdola, indotta da un'errata alimentazione, danneggia le nostre difese immunitarie e accelera l'invecchiamento della pelle.

Oggi è veramente difficile districarsi tra le sollecitazioni contraddittorie della cosiddetta "Diet Industry": un alimento che fino a ieri era dannoso, improvvisamente diventa un toccasana imprescindibile.

Sappi che sono sempre informazioni manipolate in malafede da chi vuole portare verso di sé nuovi pazienti distogliendoli da altri; ed ecco nascere la dieta del peperone, della melanzana, dell'acqua calda, delle dive di Hollywood, di Beverly Hills ecc.

Alcune diete sono francamente ridicole e che qualcuno possa ancora caderci sembra impossibile, ma purtroppo è così. I chili persi in quei modi a dir poco bizzarri torneranno lentamente, uno dopo l'altro, e sarà sempre più difficile mandarli via.

In realtà, i principi della sana alimentazione sono pochi, semplici e sempre gli stessi. Ecco un trucco elementare: se un alimento è in uso da secoli e ha sfamato e continua a sfamare miliardi di persone nel mondo, sicuramente lo puoi consumare anche tu con tranquillità. Se un alimento non è stato manipolato (a eccezione ovviamente della cottura), sicuramente è una buona scelta.

Sono i cibi moderni, ideati dalle aziende (e spinti da un marketing potentissimo) ipercalorici, pieni di zuccheri, di grassi, conservanti e coloranti che ci danneggiano. Evitali e torna alla naturalità.

Un'alimentazione varia e corretta è costituita da tanta frutta e verdura, cereali integrali, proteine vegetali, carne bianca magra, pesce e pochissima carne rossa.

23

Per ridurre lo stato infiammatorio cronico indotto dall'alimentazione moderna, integra la tua alimentazione con derivati della Boswelia, Curcumina, acido alfa-lipoico, N-acetilcisteina o altri anti-ossidanti.

Non fare l'errore comune di mangiare solo insalata: non è in grado di saziarti e non è un piatto equilibrato. Anche se stai cercando di dimagrire, aggiungi, comunque, tutti e tre i macronutrienti; utilizza insalata a foglie verdi (lattuga, spinaci, verza ecc.) e unisci anche altre verdure come peperoni, carote, cetrioli perché, più colorata è, meglio è.

E poi incorpora qualche alimento proteico come ceci, feta, pollo grigliato, uova e anche qualche carboidrato tipo fagioli, quinoa, cous cous. Per condimento usa olio d'oliva o qualche fetta di avocado.

Bevi almeno un litro e mezzo di acqua al giorno; la tua pelle apparirà fresca e idratata. Non credere a false credenze: l'acqua non fa né ingrassare né dimagrire. Per cui bevila quando vuoi, ma bevila. Se non vuoi bere solo acqua e vuoi aggiungere un po' di sapore, metti limone, zenzero, cetriolo. O bevi acqua di cocco, molto rinfrescante.

A volte, sensazione di gonfiore o tensione addominale, irregolarità dell'alvo o un malessere indefinito, possono essere dovuti al consumo di latte. Sapevi, infatti, che il lattosio, l'enzima con cui digeriamo il latte, è presente nel nostro corpo solo da piccoli?

Consulta un medico esperto in intolleranze e valutate la graduale riduzione del consumo di latte nella dieta, se necessario.

Evita i super alcolici, ma concediti un bicchiere di buon vino rosso a pranzo o a cena, il vino aiuta le tue arterie a funzionare meglio.

Concediti, se le desideri, anche un paio di tazzine di caffè al giorno; la caffeina previene lo sviluppo di gravi malattie neurodegenerative e addirittura aiuta il tuo sistema cardiocircolatorio.

Se non ti piace il caffè, o lo ritieni troppo eccitante, una buona tazza di tè nero, verde o bianco, aiuta a drenarti, attiva il tuo metabolismo e contiene tanti preziosi antiossidanti per la tua salute e la tua bellezza.

Evita di mangiare al volo da qualche parte o davanti al computer. Trasforma il pranzo in un'attività sociale. Non mangiare solo quando non ci vedi più dalla fame. Fai uno spuntino a metà mattina o metà pomeriggio.

E la sera, davanti alla tv, nessuna crema spalmabile in vasetto o gelati, ma okay a un frutto, un bicchiere di latte parzialmente scremato o uno yogurt greco (ricco di proteine e privo di zuccheri) o qualche mandorla.

La sera puoi persino concederti un paio di cioccolatini con almeno il 70% di cacao. Il cacao gratifica la tua voglia di dolce, migliora l'umore, facilita il sonno e protegge il tuo sistema cardiovascolare.

Il glutine contenuto nei cerali può essere l'origine di intolleranze e quindi di malesseri di cui non capiamo la causa. Su questo prova a consultare un nutrizionista o un allergologo e valutate insieme il da farsi. Il malessere generale si ripercuote sull'aspetto del nostro viso dandoci un'aria stanca e appesantita.

Fai il carico di antiossidanti naturali. Via libera a frutta e verdura a volontà, in tutte le varianti e combinazioni che più ti piacciono; avrai un aspetto sano, fresco e terrai lontane le malattie.

Consuma frutta oleosa secca (noci brasiliane e mandorle soprattutto) e anche semi (quelli di zucca sono un vero superfood): la tua pelle apparirà soda e compatta; ma non esagerare perché la frutta secca, essendo priva di acqua, è anche molto calorica. La quantità giusta è 5 noci o 10 mandorle al giorno.

Impara ad arricchire la tua alimentazione con i semi, ricchi di amminoacidi, sali minerali e antiossidanti.

Quando fai la spesa leggi sempre bene le etichette e non farti ingannare dalla presentazione dei prodotti o degli ingredienti sulla confezione. Quasi mai le immagini raffigurate corrispondono a quanto dichiarato in etichetta.

Evita gli insaccati, hanno un contenuto eccessivo di polifosfati, conservanti e soprattutto sale, che aumenta la pressione e alla lunga può dare seri problemi. Per lo stesso motivo cerca di non salare gli alimenti che consumi; considera il gomasio come insaporitore.

Non cadere nella trappola dei "sali colorati" provenienti da posti esotici: sono assolutamente uguali a quelli classici bianchi da cucina in uso da secoli. Evita i prodotti con olio di palma, sciroppo di glucosio, conservanti, coloranti, aromi artificiali.

Evita anche prodotti da forno industriali, soprattutto se presentati come dietetici. È dimostrato che, paradossalmente, pensando che abbiano poche calorie, siamo portati a mangiarne di più.

Un buon panino con caprino fresco e noci, 10 mandorle o qualche fetta di pane integrale o fette biscottate e marmellata, uno yogurt senza grassi e zuccheri con un cucchiaino di semi di chia, qualche prugna o albicocca essiccata, un paio di pesche noci, 2-3 cracker di segale con 50 grammi di caprino, un bel bicchiere di latte scremato sono ottime soluzioni per spuntini sani e veloci.

Ricorda che, seppur molto buoni, tutti i formaggi sono grassi. E più sono stagionati, meno acqua hanno, più sono ricchi di calorie. Solo i caprini sono formaggi "relativamente" magri.

Evita bevande gasate. Sono tutte zuccherine e rendono il tuo addome fastidiosamente gonfio. In più, innalzano immediatamente la glicemia: l'organismo produce più insulina che trasforma istantaneamente quegli zuccheri in grasso.

Secondo studi recenti, inoltre, le bevande zuccherate danneggiano l'ippocampo del cervello, una struttura molto complessa, deputata al mantenimento della nostra memoria.

Sai che in una sola confezione della nota bevanda gasata a base di cola sono presenti ben 39 grammi di zucchero? Pensaci: riusciresti a bere un bicchiere di acqua che abbia la stessa quantità di zucchero?

La scoperta del microbiota intestinale è una delle più rivoluzionarie degli ultimi anni. Viene anche chiamato "il secondo cervello". I miliardi di microrganismi che popolano l'intestino sono responsabili della nostra salute; un perturbamento delle loro condizioni può causare gravi malattie quali addirittura obesità e autismo.

Prenditi cura del tuo microbiota assumendo quotidianamente fermenti lattici e lieviti; mangia yogurt, bevi Kefir e bevande fermentate, ma prive di zuccheri inutili.

Se devi andare in macchina da Roma a Milano la benzina la fai quando parti da Roma o dopo che sei arrivata a Milano? Fai pertanto una colazione abbondante al mattino, ma tieniti leggera la sera. La mattina concediti pure qualche alimento dolce che ti appaghi, ma se genuino e fatto in casa.

Evita le brioches precongelate del bar che sono un concentrato imbarazzante di grassi; se pensi di sentirti meno in colpa scegliendo i cornetti multicereali o integrali con miele, sappi che sono i peggiori.

Infatti, il miele contenuto all'interno non è nemmeno miele, ma una miscela di pericolosi sciroppi zuccherini al gusto di miele; perdi 5 minuti del tuo tempo per leggere la scheda degli ingredienti che, per legge, deve essere ben visibile sul bancone (inforca gli occhiali, gli esercenti utilizzano caratteri microscopici proprio per dissuaderti dal farlo).

L'occhio vuole la sua parte: dopo averli preparati, prova anche a "impiattare" con cura, aggiungendo spezie ed erbe per rendere il piatto colorato. E, se puoi, evita di mangiare da sola, in compagnia si mangia di meno e più lentamente, saziandosi meglio, e con poco.

Esiste una correlazione diretta tra la velocità con cui si mangia e l'indice di massa corporea. Cerca di masticare almeno 20 volte ogni boccone e ritagliati 30 minuti almeno per il pranzo.

Tutti gli studi ormai concordano sul fatto che la restrizione calorica allunga la vita; non devi certo morire di fame ma ricordati di mangiare con moderazione; non punirti abbuffandoti perché qualcosa è andato storto nella tua vita. Non mangiare le tue emozioni, liberati della fame nervosa per riscoprire il piacere di mangiare senza farti del male.

Ed eccoti una facile ricetta per un concentrato anti aging potentissimo: 1 carota, 2 mele, 50 grammi di lamponi, 50 grammi di more, 50 grammi di mirtilli.

Non sbucciare la frutta: è la parte più ricca di vitamine; la carota è ricchissima di beta carotene mentre i frutti di bosco sono carichi di vitamina C, flavonoidi e antocianine che aiutano a contrastare la perdita di memoria e il declino delle capacità motorie.

Centrifuga il tutto e bevi immediatamente, senza aspettare, perché i nutrienti più preziosi si degradano velocemente. Ricorda: rispetta sempre la tua bellezza, rispetta sempre te stessa.

RIEPILOGO DEL CAPITOLO 2:

- SEGRETO n. 1: l'alimentazione è fondamentale per mantenere in salute il proprio corpo e preservarne la bellezza; un'errata alimentazione, infatti, favorisce lo sviluppo di un perenne stato infiammatorio all'interno del nostro corpo che danneggia il nostro sistema immunitario e accelera l'invecchiamento della pelle.

- SEGRETO n. 2: stai attenta ai continui richiami delle diete dai nomi bizzarri: ti faranno perdere chili in pochi giorni, ma li riacquisterai sicuramente e sarà sempre più difficile mandarli via.

- SEGRETO n. 3: evita i potenti farmaci dimagranti (mascherati) contenuti in alcuni cocktail galenici da farmacia e prescritti dai soliti Soloni delle diete; il segreto per dimagrire sta nell'avere un'alimentazione varia, equilibrata e soprattutto contenuta nelle porzioni.

- SEGRETO n. 4: bevi tanto, non saltare i pasti, non nutrirti solo di insalate.

- SEGRETO n. 5: evita i cibi industriali pieni di dannosissimi zuccheri semplici e grassi.

Capitolo 3:
Gli unici due modi per mantenerti in salute

Hai problemi di salute, noti qualche sintomo che ti preoccupa? Non è Google la risposta ai tuoi problemi. Vai da un medico e consultati con lui. Non farti deviare dalla cattiva informazione che circola su internet e che deriva da ignoranza e vera malafede. Affidati a chi ha studiato.

Se noti sbalzi di umori, vampate, sudorazioni improvvise, irregolarità del ciclo, potresti avere sintomi di pre-menopausa. Gli ultimi studi hanno dimostrato come gli isoflavoni contenuti nella soia o in altri vegetali possano migliorare questi fastidi.

Aumenta il consumo di tali alimenti o assumi un integratore specifico. Se però non noti miglioramenti, consulta subito un ginecologo.

L'esercizio fisico è fondamentale: fai un allenamento che interessi tutto il corpo per aumentare il metabolismo, combinando attività ad alta intensità con esercizi di resistenza, per perdere grasso e scolpire il corpo. E d'estate sposta il tuo allenamento all'aperto.

Su come tornare in forma e tenerti sempre allenata segui i consigli su internet e leggi i libri del coach Umberto Miletto.

Se vuoi dimagrire, considera che il tuo organismo brucia calorie anche dopo che l'attività fisica è terminata; il tuo metabolismo rimane, infatti, innalzato per parecchi minuti dopo, e questo favorisce il processo di dimagrimento.

Il tempo dell'attività fisica in sé è certamente fondamentale, ma ancora di più lo è "il dopo", quando vengono rilasciati ormoni ed endorfine, sostanze che favoriscono, tra le tante cose benefiche, il dimagrimento, il benessere psichico e la costruzione muscolare.

Quando fai attività fisica in palestra, ricorda sempre di iniziare con 10 minuti di riscaldamento e terminare con 10-15 minuti di stretching per ridurre il rischio di infortuni, per avere un buon recupero nei giorni successivi e per mantenere allenati anche i tuoi tendini e le tue articolazioni; a tal proposito una disciplina veramente notevole da questo punto di vita è senza dubbio il Pilates.

Sai che lo squat (eseguito ad arte) è in assoluto il miglior esercizio per tonificare i glutei? Ma, se hai problemi di schiena, parlane col tuo personal trainer per trovare una valida alternativa.

Se hai sentito parlar male dello squat perché sovraccaricherebbe le articolazioni del ginocchio, pensa invece ai problemi che dà al ginocchio invece il semplice sovrappeso costante.

L'attività fisica stimola le miochine, sostanze prodotte dai muscoli e che hanno effetto anti aging, inoltre produce sudore che è un potente attivatore di sebo; si crea un film idrolipidico che protegge la pelle e ne preserva idratazione ed elasticità.

L'esercizio fisico intenso purtroppo è inutile per il miglioramento della cellulite, che, invece, è una patologia superficiale della cute; consulta un medico esperto. Oggi esistono alcune metodiche (ma non tante e non tutte ugualmente efficaci) per migliorare la cellulite.

Ma sulla cellulite (e altri inestetismi) non farti prendere in giro da gente senza scrupoli che promette risultati immediati con macchinari mirabolanti: sono solo pratiche commerciali che fanno bene al portafogli di chi te le propone. È duro doverlo riconoscere, ma i miglioramenti costano sacrifici.

Se hai problemi di cellulite evita assolutamente il fumo, l'abbigliamento stretto (soprattutto jeans e leggings), reggiseni con bretelle troppo strette, e i tacchi alti (concediti al massimo 5 centimetri) che ti portano ad assumere posture scorrette.

Parliamo ora di un problema molto comune: l'acne; si considera una patologia piuttosto diffusa tra gli adolescenti; oltretutto, in maniera inspiegabile, sembra che oggi, rispetto al passato, tenda a manifestarsi in modo molto più aggressivo su taluni soggetti.

Si tratta di una malattia infiammatoria su cui i dati raccolti sono ormai immensi. Quello che mi preme far sapere in questo libro è che consiste in una patologia dermatologica molto seria, che va curata sin da subito, alla comparsa dei primi segni.

Non va affatto sottovalutata, ritenendola erroneamente un semplice "sfogo giovanile legato agli ormoni". La realtà è molto più complessa. Troppo spesso mi capita di vedere giovani adolescenti con pelli martoriate da gravi esiti cicatriziali post acneici che soffrono moltissimo a livello sociale per la propria condizione.

Oggi con varie tecniche di Medicina estetica (laser, peeling, needling, carbossiterapia), possibilmente combinate tra loro, è però possibile ottenere dei sensibili miglioramenti.

Ma è indubitabile che la cosa migliore sia intervenire prima che tali segni si evidenzino e segnino la psiche, oltre che la pelle dei giovani colpiti da questa brutta patologia dermatologica.

Se soffri di gravi emicranie consulta un neurologo per valutare il trattamento con botulino. Molte donne emicraniche dopo il trattamento con botulino, anche solo a fini estetici, hanno notato un miglioramento delle crisi.

Prenditi cura della salute dei tuoi genitali; sono ricoperti solo da mucose, e sono molto sensibili perché manca in esse lo strato corneo di cui dispone la pelle, più protetta dagli agenti esterni.

Pertanto utilizza sempre detergenti delicati e dermocompatibili, e indumenti intimi a base di seta o cotone, possibilmente organico e non trattato.

Ricordati di cogliere sempre il piacere della vita; piacere è anche femminilità e sessualità; non devi rinunciarvi perché magari sei in menopausa; parlane tranquillamente con la tua ginecologa.

I cambiamenti ormonali dovuti all'età possono rifletteri negativamente sulla tua femminilità, ma con integratori, sport e tecniche di medicina o chirurgia estetica, puoi ritrovare il piacere della giovinezza, anche genitale e sessuale.

Sai che esistono dei laser indolori che in pochi minuti ringiovaniscono il tuo tratto vaginale? Pratica gli esercizi di Kegel che servono ad esercitare il muscolo pubococcigeo e così migliorano la sensibilità vaginale, aumentando la lubrificazione e l'intensità dell'orgasmo.

Si possono fare ovunque, facendo più sessioni quotidiane di almeno 20 contrazioni; sono molto semplici da eseguire: devi solo contrarre e rilasciare continuamente i muscoli che attiviamo quando facciamo pipì.

Anche lo sport ha una sua importanza nella sessualità: esso infatti ossigena e tonifica i tessuti e rilascia endorfine che contribuiscono al tuo benessere psichico.

Stai attenta ai prodotti contenenti Edc. Sono "interferenti endocrini", sostanze chimiche nocive che troviamo nei disinfettanti e disinfestanti, insetticidi, fungicidi, detergenti liquidi, detersivi per la lavatrice e per il bucato a mano, ammorbidenti, smacchiatori, saponi per i piatti, per lavastoviglie, per la pulizia della casa, shampoo, saponi per le mani, spray anti zanzare e così via; anziché uccidere solo tossine, parassiti e batteri, in realtà finiscono per nuocere all'uomo o agli animali.

Sono contenuti anche nei pesticidi. Sono dovunque: nell'aria, negli alimenti, in cosmetici e prodotti per l'igiene personale, in molti oggetti di uso quotidiano. Tutti ne siamo esposti a livelli costanti, bambini e adulti.

Sono centinaia, tra i più noti ci sono: gli ftalati, il bisfenolo A (anche noto come Bpa, usato fino al 2010 per produrre biberon), il disinfettante triclosano, i parabeni (usati in creme e cosmetici, smalti per unghie).

Possiamo rintracciare gli Edc in molti disinfettanti, ma anche in prodotti per l'igiene umana come shampoo e bagnoschiuma: in questo caso li assumiamo tramite i pori della pelle.

Ma talvolta si ritrovano anche in alcuni tipi di plastica: ad esempio lo sono gli ftalati contenuti nelle bottigliette d'acqua. Ma gli interferenti possono anche essere ingeriti, inalati o assunti per contatto.

Gli Edc colpiscono soprattutto il fegato. Causano diabete e malattie cardiovascolari. Inoltre operano su ghiandole come la tiroide e inducono lo sviluppo sessuale precoce, la pubertà anticipata; agiscono soprattutto sul metabolismo dei lipidi e del glucosio, favorendo l'obesità e l'aumento del tessuto adiposo.

Ad alcuni potrebbe capitare, ad esempio, di fare attività fisica e seguire una dieta equilibrata, ma, a causa degli Edc involontariamente assunti, di ingrassare comunque.

Per ridurre l'esposizione a essi usa queste precauzioni:

- Lava bene frutta e verdura: potrebbero essere stati trattati con pesticidi.
- Leggi bene le etichette dei prodotti per la cura di casa e persona ed evita quelli con sostanze che già conosciamo come nocive.
- Non cucinare nella plastica: il calore favorisce il rilascio degli interferenti.
- Fai areare bene i locali dopo aver usato insetticidi.

Passiamo ora a parlare un po' del fumo di sigaretta. Se fumi non starò qua a elencarti i danni che provoca il fumo, tanto li conosci Benissimo. Li vedi anche già raffigurati sui pacchetti e nemmeno questo basta a farti desistere.

Devi però assolutamente smettere di fumare. Se non riesci subito e in modo drastico, per lo meno limita il danno, diminuendo il numero di sigarette giornaliere (anche una o due al giorno per iniziare), passando alla sigaretta elettronica, al tabacco.

Rispetto alla sigaretta elettronica devo però avvisarti che, sebbene non sia pericolosa come il fumo di sigaretta, tuttavia molti studi recenti stanno evidenziando che anche le sostanze inalate contenute in essa non sarebbero purtroppo prive di rischi.

Oggi non hai più scuse per smettere di fumare, chiedi aiuto, ci sono farmaci specifici, tecniche comportamentali, libri di motivazione, corsi.

Non puoi permettere a questo vizio di rovinare la tua salute, la tua pelle e la tua vita; dopo solo un mese dalla cessazione del fumo vedrai subito miglioramenti sulla qualità della pelle.

Se continui a fumare, però, valuta almeno la salute dei tuoi polmoni; effettua una spirometria, in test veloce non invasivo e coperto dal Ssn, che consente di valutare il livello globale della tua funzionalità respiratoria.

Anche se questo è un libro sulla bellezza, sento però il dovere di darti qualche consiglio rispetto alla prevenzione di malattie una volta molto gravi, ma che, se prese in tempo, possono rivelarsi perfettamente gestibili. La bellezza è infatti anche salute, e la salute, oggi, è soprattutto prevenzione.

Hai già fatto la mammografia quest'anno? Il tumore al seno è purtroppo al primo posto come diffusione e mortalità nella popolazione femminile.

Se hai tra i 50 e i 69 anni sottoponiti a mammografia ogni due anni. Ci vogliono pochi minuti, è un esame non doloroso né invasivo ma è in grado di salvarti la vita.

Hai fatto il Pap test? Sai che è un vero è proprio test salvavita, oltretutto indolore e rapidissimo? Serve a individuare precocemente il tumore del collo dell'utero.

Va fatto ogni 3-5 anni dall'età del primo rapporto sessuale e fino a circa i 70 anni di età.

Se il tuo partner maschile ha superato i 45 anni consigliagli di fare un esame annuale di dosaggio del Psa per valutare eventuali problematiche della prostata.

Se hai figlie piccole o ragazzi pre-adolescenti fai loro praticare la vaccinazione contro il Papillomavirus: risparmierai loro brutti grattacapi da grandi. E starai meglio anche tu.

Un aspetto sereno deriva anche dalla tranquillità di sapere che oggi è possibile poter eliminare o prevenire malattie. Informati presso l'Ufficio di Igiene della tua Asl o chiedi al tuo pediatra o medico di Medicina generale.

Hai istruito gli adolescenti che ti circondano sull'utilizzo del condom per evitare di contrarre il virus dell'Hiv o altre malattie sessualmente trasmissibili?

Se hai dei nei dai 18 anni in su, è molto importante effettuare una visita dermatologica ogni 2-3 anni, una volta l'anno, invece, se i nei sono molti. Sarà comunque il dermatologo a personalizzare il tuo intervallo di visite.

Informa il tuo partner di sesso maschile di praticarsi, periodicamente, un'autopalpazione periodica dei testicoli: i tumori del testicolo rappresentano purtroppo una delle maggiori cause di mortalità tra i giovani maschi.

Dopo i 50 anni, per prevenire tumori del colon retto, effettua un esame occulto delle feci almeno una volta l'anno; dopo i 45 anni è invece consigliata una colonscopia una volta ogni 5 anni.

Alcune persone soffrono di ipersudorazione e sono molto infastidite dal cattivo odore che ne deriva. Se i classici presidi quali bicarbonato, essenze a base di lavanda, agrumi, salvia, aceto di mele, sali di zinco, argilla, oli essenziali di bergamotto, lavanda, menta piperita non ti danno alcun sollievo, sappi che oggi un grandissimo aiuto è rappresentato dalla tossina botulinica.

Si inietta in pochi minuti nelle ascelle, sui palmi delle mani o le piante dei piedi, e soprattutto d'estate è grado di darti un grande sollievo per parecchie settimane.

Dopo i 40 anni tieni d'occhio la glicemia e i grassi nel sangue; non esagerare, ma di tanto in tanto fai un esame; spesso vedo pazienti che non fanno esami del sangue addirittura da anni e anni.

Oggi sempre più spesso si sente parlare di "fibromialgia": si tratta di una sindrome che colpisce soprattutto le donne over 45. Si manifesta con una sensazione spiacevole – già al mattino appena sveglie – di rigidità alle articolazioni, al collo, alla colonna vertebrale. Si avverte un costante mal di schiena e a volte questi dolori possono anche disturbare il sonno notturno.

Possono essere presenti formicolii o sensazioni simili a punture di spillo; a questi sintomi si associano, inoltre, un malessere generale e una stanchezza diffusa. Se ti riconosci in questo quadro, contatta uno specialista.

La comparsa capillari sulle gambe è certamente un problema estetico, ma spesso è la spia di un'alterazione del circolo venoso profondo; prima di sottoporti a sedute di "scleroterapia", fatti prescrivere dal tuo medico un esame Eco-Doppler per escludere eventuali patologie importanti a carico delle vene profonde.

RIEPILOGO DEL CAPITOLO 3:

- SEGRETO n. 1: non è Google la risposta ai tuoi problemi di salute. Se noti qualche sintomo o se c'è qualcosa che ti preoccupa, parlane col tuo medico.
- SEGRETO n. 2: per bruciare grassi e scolpire il tuo corpo fai attività fisica regolarmente; ricorda sempre di iniziare con 10 minuti di riscaldamento e terminare con 10-15 minuti di stretching.
- SEGRETO n. 3: non rinunciare alla tua femminilità e sessualità solo perché sei in menopausa.
- SEGRETO n. 4: smetti immediatamente di fumare per salvaguardare la tua salute e la tua bellezza.
- SEGRETO n. 5: in accordo col tuo medico, esegui gli esami di screening previsti per la tua fascia di età.

Capitolo 4:
Come raggiungere il benessere mentale

Mantieni sempre accesa la tua mente. A qualunque età. In questo modo terrai letteralmente allenati i tuoi neuroni perché saranno portati a sviluppare continuamente nuove connessioni tra loro. Un cervello sano e attivo ti preserva da disturbi dell'umore o cognitivi tipici dell'avanzare dell'età.

Leggi di più, per esempio; o vai a teatro, al cinema, frequenta musei, mostre, informati su tutto ciò che ti interessa. Iscriviti a un corso. Coltiva una passione e diventane un'esperta aggiornandoti continuamente.

Impara a viaggiare di più se non lo fai già. Da sola, in coppia o in gruppo, ma viaggia! Scopri nuovi paesi, nuove culture, nuovi modi di affrontare la vita. Conosci gente di ogni posto. I viaggi sono tra le esperienze più gratificanti della vita e, organizzandosi bene e per tempo, tra "app" e siti dedicati, si riesce a viaggiare senza spendere cifre da capogiro. L'esperienza del viaggio contribuisce a dare senso alla vita, e migliora il tuo benessere psichico.

Considera la possibilità di prendere un animale da compagnia (*pet* in inglese); ormai è accertato che chi ha un animale di cui avere cura è più in salute e ha meno possibilità di sviluppare disturbi depressivi.

Un animaletto, inoltre, tiene sveglia la tua mente perché ti costringe a occuparti di lui, evita che la tua affettività si coarti a causa delle troppe delusioni avute nella vita e ti fa fare del movimento, cosa ottima per la tua salute fisica generale.

Sarai sorpresa, inoltre, dal numero di nuove amicizie che stringerai, semplicemente, portando a spasso il tuo cagnolino.

Dormi di più. Mentre dormiamo ricarichiamo e riequilibriamo completamente gli ormoni dello stress come il cortisolo, o gli ormoni rigenerativi, come quelli della crescita. Aiuterete così la vostra pelle a produrre più collagene che donerà elasticità, ritardando così i segni dell'invecchiamento.

Spesso capita nella vita di vivere dei periodi in cui ci si sente con le ruote a terra. È normale e succede a tutti, prima o poi. Se ti senti quindi demotivata, sotto stress, se non riesci a superare una relazione finita, un lutto, una malattia tua o dei tuoi familiari, considera tranquillamente, e senza pregiudizi, la possibilità di sottoporti a un ciclo di sedute di psicoterapia.

Quella della psicoterapia è un'esperienza unica: un incredibile viaggio alla scoperta di te stessa che ti porterà ad avere consapevolezza di tanti aspetti della tua vita e delle relazioni che hai instaurato.

Oggi esistono le psicoterapie brevi e focalizzate, che permettono di lavorare solo su determinati obiettivi, senza imbarcarti in anni e anni di sedute. Ti avviso che non sarà facile però: durante la psicoterapia potresti vivere dei momenti di vero e proprio scoraggiamento. Ma alla lunga sarai sorpresa dai benefici che puoi trarne.

A volte un aspetto affaticato, appesantito, stanco, può essere dovuto a un calo dell'umore. Se noti un calo dell'umore, hai disturbi del sonno o dell'alimentazione, della sessualità.

Se non riesci a concentrarti quando leggi o guardi la tv, se ti senti irritabile, se ti commuovi facilmente magari ripensando a te stessa e al passato, se hai crisi di pianto immotivate, potresti soffrire di un disturbo dell'umore di tipo depressivo.

Noti invece di avere delle crisi improvvise in cui ti sembra di soffocare, morire, impazzire, crisi per le quali hai spesso pensato di recarti in pronto soccorso o addirittura ci sei già stata e non hanno riscontrato nulla di rilevante? Potresti sicuramente avere un disturbo da attacco di panico.

Ti senti inquieta tutto il giorno, affrontare la giornata ti crea disagio, preferisci stare da sola perché ogni cosa ti provoca ansia o ti fa sentire di non essere all'altezza? Eviti luoghi affollati come cinema o chiese?

Hai smesso di guidare perché ti fa paura affrontare la strada, i ponti, le gallerie? Eviti i centri commerciali o i supermercati accampando scuse? Potresti soffrire di ansia generalizzata o di un qualche disturbo fobico specifico.

Se soffri di ansia, prima di ricorrere ai farmaci prova queste semplici convalidate strategie per combatterla: fai attività fisica, stretching, pratica yoga o tai chi, prova a mettere per iscritto ciò che non va in questo periodo della tua vita, inizia a dire "no" (anche all'amica che ti scarica addosso le sue problematiche, incurante delle tue), annusa oli essenziali, come quello di lavanda, per esempio, che aiuta ad alleviare la tensione e facilita il sonno, passa più tempo con gli animali.

Se però, nonostante queste strategie, non riesci a stare meglio, parlane tranquillamene col tuo medico. Oggi molti medici hanno avuto una formazione specifica in questo campo e sapranno sicuramente consigliarti il meglio.

Nella nostra società, purtroppo, i disturbi dell'alimentazione come anoressia e bulimia sono molto frequenti, coinvolgono non solo più le adolescenti, ma anche le bambine, i bambini, gli adolescenti maschi, le donne mature, gli uomini che frequentano le palestre.

Il cibo ha, infatti, un effetto consolatorio perché colma vuoti affettivi e tampona frustrazioni professionali. Il nodo da sciogliere non è nel corpo, ma nella psiche e, solo ripristinando un rapporto emotivo corretto con il proprio corpo, si può ritrovare il piacere di un'alimentazione equilibrata.

Da questo punto di vista, un disturbo davvero molto diffuso, eppure poco conosciuto e sottostimato (chi ne soffre non ne parla, infatti, perché pervaso da un profondo senso di vergogna), è quello noto come Disturbo da alimentazione incontrollata.

Le persone che ne soffrono tendono letteralmente a "svuotare il frigo". In preda a impulsi irrefrenabili, anche notturni, aprono frigo e credenze ingurgitando qualunque cosa gli capiti a tiro, mischiando anche dolce e salato.

Chi è preda di questi disturbi non ha comportamenti cosiddetti "compensatori" come chi soffre di anoressia o bulimia, per cui non vomita o non si fa ore e ore di camminate per smaltire le calorie ingurgitate.

Il risultato è che col tempo queste persone accumulano peso, arrivando alla vera e propria obesità. Si tratta di un disturbo molto serio che va affrontato insieme a persone competenti. Se hai qualcuno di questi sintomi, rivolgiti a figure sanitarie riconosciute.

Quando parli di tali problematiche con persone non specializzate in questo delicato settore, fai molta attenzione perché potrebbero esserti proposti ormoni, amfetamine o altri psicofarmaci che, se all'inizio sembrano darti qualche miglioramento, dopo qualche mese ti porteranno, sicuramente, a gravissime conseguenze, e soprattutto, una volta ingrassata, non riuscirai più a dimagrire.

Anzi, ti aspetta un vero e proprio calvario, purtroppo, perché spesso viene compromesso l'intero sistema ormonale, con conseguenti, gravi danni alla tua salute.

La mia raccomandazione accorata è quella di rivolgerti a un centro specializzato; evita i forum e certi siti internet. Lasciati guidare da chi ha studiato queste patologie.

Purtroppo in questo settore si annida gente impreparata, in malafede e senza scrupoli; sii esigente e controlla, esattamente, cosa ti viene prescritto.

Se ti mandano presso una farmacia di loro fiducia a ritirare degli "integratori", controlla cosa è riportato esattamente sull'etichetta, e pretendi che ti vengano spiegati a voce i singoli componenti presenti nelle pillole (perché spesso vengono omessi volutamente).

Ogni tanto, senza esagerare, fai un giorno di digiuno per depurare il corpo. Basta il digiuno di una sera o di un pomeriggio. L'effetto depurativo che ne deriva si riflette anche sulla dimensione psichica.

Col digiuno non eliminiamo solo le tossine dell'organismo, ma anche quelle psichiche quali pensieri negativi, abitudini sbagliate, sofferenze, rancori, rimpianti. Usa il digiuno per resettare e ripartire.

Ricordiamoci che, anche per motivi anatomici ed embrionali, la pelle e il sistema nervoso sono strettamente connessi; spesso siamo tormentati da piccoli fastidi di cui, nonostante vari accertamenti, nessun medico riesce a darci una spiegazione e, spesso, si tratta proprio di problemi che coinvolgono la pelle: pruriti, iperidrosi, psoriasi, dermatite atopica, acne, dermatite seborroica, caduta dei capelli, tutti sintomi che potrebbero derivare da stanchezza, frustrazione, stress, ansia da prestazione.

Alle volte, però, alcuni sintomi partono proprio dalla pelle e possono essere la spia di qualche grave problematica organica sottostante, quale il diabete per esempio, che tende a dare secchezza dell'epidermide, prurito, infezioni micotiche, ascessi cutanei.

Altre volte possono invece essere i tumori a presentarsi con manifestazioni cutanee quali per esempio: sudorazioni profuse, pruriti costanti, dermatiti, herpes o dermatiti aspecifiche.

Il tuo malessere può derivare dal fatto che non ti senti soddisfatta della tua attuale esistenza. Fai un passo indietro per capire cos'è che non va e per trovare finalmente la strada giusta.

Datti un obiettivo: perdere i chili di troppo, iniziare una nuova attività o una nuova disciplina, visitare un paese lontano. Sii coraggiosa, prenditi cura di te stessa, chiedi aiuto e rischia.

Per il tuo benessere mentale considera l'integrazione con particolari cibi: l'olio di enotera, ricco di acidi grassi polinsaturi della serie omega 6, amminoacidi, vitamina C, fosforo, il ginkgo biloba che migliora sia la memoria a breve termine sia la micro-circolazione dei vasi cerebrali.

La noce di cola che ti mantiene sveglia e lucida ed è un importante tonico adattogeno, il cacao, ricco di polifenoli e flavonoidi che aumentano la profusione dei vasi sanguigni cerebrali, la Rodiola, che parrebbe riattivare la funzionalità neuronale, la soia e il trifoglio rosso, ricchi di fitoestrogeni utili in pre o post menopausa.

Il *tribulus terrestris*, che innalza la produzione di ormoni sessuali, contrasta il calo della libido e dell'astenia, il tè verde, le noci, la melagrana, il pepe nero, il pino marittimo, l'origano, la Garcinia cambogia che aumenta la produzione di serotonina e quindi migliora il benessere, la Kava-Kava con azione antiansia.

RIEPILOGO DEL CAPITOLO 4:

- SEGRETO n. 1: tieni sempre attiva la tua mente, leggi, viaggia, vai a teatro, coltiva una tua passione, conosci nuova gente.

- SEGRETO n. 2: dormi le ore necessarie.

- SEGRETO n. 3: se hai crisi di pianto immotivate, difficoltà di addormentamento, attacchi di panico, ansia, consulta un medico. Evita di far cronicizzare certi sintomi.

- SEGRETO n. 4: rifletti con attenzione e considera se per caso mangi troppo o troppo poco, se fai delle abbuffate, magari notturne. Potresti aver bisogno di aiuto.

- SEGRETO n. 5: la pelle e il sistema nervoso sono strettamente connessi: se hai problemi che coinvolgono la pelle potrebbero essere dovuti a una tua condizione di stanchezza, stress, frustrazione.

Capitolo 5:
Come scegliere i migliori integratori

Ormai la pratica di utilizzare degli integratori alimentari è entrata a far parte della nostra vita quotidiana da anni. Si assiste sempre più a un incremento esponenziale nella vendita di questi prodotti; ne vengono immessi continuamente sul mercato creando, però, grande confusione tra i consumatori.

In realtà, solo per pochi integratori esistono studi scientifici che ne comprovino la reale utilità; si conoscono, d'altra parte, molte ricerche che sono arrivate alla conclusione che l'uso di integratori sia del tutto inutile, se non addirittura dannoso.

Vediamo quindi di fare un po' di chiarezza e di soffermarci solo sulle molecole che hanno sufficienti studi alle spalle e che sono più adatte alle problematiche medico-estetiche.

Gli integratori sono ormai decine e decine; io ho scelto di parlarti solo di quelli che secondo la mia esperienza e le mie approfondite ricerche in materia hanno dimostrato di avere una qualche utilità. Naturalmente, nessun integratore potrà mai sostituire un farmaco laddove ce ne fosse bisogno.

L'acido ialuronico

È una molecola largamente presente nella pelle e nel liquido sinoviale; viene infatti prodotto dai condrociti e dai sinoviociti per rendere il liquido sinoviale più viscoso e aumentare quindi la lubrificazione delle articolazioni.

Nella cute viene invece prodotto per catturare l'acqua e mantenerla negli strati profondi, dando quindi un ottimo livello di idratazione della pelle stessa; favorisce la proliferazione dei fibroblasti, le cellule responsabili della sintesi delle fibre di elastina e collagene, e ha inoltre anche un effetto anti-infiammatorio.

Purtroppo, col tempo, la produzione di acido ialuronico si riduce, ed ecco quindi la necessità di integrarlo dall'esterno; è importante sapere come viene prodotto questo acido in laboratorio: esso deriva, infatti, o dall'estrazione dalle creste di gallo, o da fermentazione batterica, grazie a batteri del tutto innocui.

La prima cosa da sapere è, dunque, come viene prodotto l'acido ialuronico che assumiamo; naturalmente io consiglio fortemente la produzione batterica in quanto consente di ottenere un prodotto più puro e adatto anche ai vegani.

L'acido ialuronico più adatto all'assunzione deve essere ad alto peso molecolare, in quanto, in tale forma, non viene decomposto dagli enzimi digestivi e, quindi, supera tranquillamente la barriera intestinale; l'acido ialuronico a basso peso molecolare ha invece una funzione del tutto diversa, è addirittura pro-infiammatorio in certi casi, per cui se ne sconsiglia l'utilizzo.

La durata di vita delle molecole di acido ialuronico è abbastanza breve, è per cui consigliato assumerne due capsule al giorno per cicli di tre mesi. Molti studi hanno dimostrato come la supplementazione di acido ialuronico sia in grado di migliorare l'idratazione, la pastosità e la compattezza della pelle, tanto che lo si può considerare un vero e proprio cosmetico interno.

L'acido ialuronico è la stessa molecola che si utilizza in Medicina estetica nella biorivitalizzazione (solitamente associato a vitamine, sali minerali e coenzimi vari) o che ritroviamo nelle creme; in questo caso lo scopo è quello di richiamare acqua e ridurre quindi le rughe con un discreto effetto tensore.

Il collagene

L'80% del nostro tessuto connettivo è costituito da collagene; esso svolge un ruolo fondamentale nel garantire la coesione, l'elasticità, la resistenza meccanica e la rigenerazione dei tessuti del corpo.

Così come per l'acido ialuronico, anche la produzione di collagene tende a diminuire col passare degli anni, con conseguenze visibili sulla qualità della pelle e sulle articolazioni.

L'assunzione regolare di collagene può aiutare a rallentare i segni dell'invecchiamento cutaneo, migliorando l'elasticità, la compattezza della pelle e promuovendo la riduzione delle rughe.

L'idrossiprolina

È indispensabile per la formazione delle fibre di collagene e di elastina. Quando delle donne con pelle secca e rugosa assumono idrossiprolina, la pelle del viso risulta più idratata, più dolce e le rughe diminuiscono.

Il silicio

È fondamentale per una sintesi ottimale del collagene e dell'elastina. Quando viene assunto da donne con segni di invecchiamento cutaneo prematuro dovuto all'esposizione al sole, le rughe si riducono e l'elasticità e della pelle migliora.

I ceramidi

Lo strato più superficiale che protegge la nostra pelle, cioè lo strato corneo, varia strutturalmente a seconda dell'età e delle stagioni; ciò è legato alla concentrazione in lipidi della pelle.

Durante l'inverno, sotto l'influenza del freddo, e in estate, sotto quella del sole, la loro secrezione si riduce e la pelle diventa secca, a volte con altri segni di invecchiamento accelerato quali rugosità, arrossamento, desquamazione, dolori, prurito, infiammazione.

I ceramidi sono componenti fondamentali della barriera idrolipidica della pelle, rappresentando circa il 40% del suo cemento intercellulare.

Essi sono responsabili del corretto funzionamento cutaneo e giocano un ruolo chiave nell'idratazione della pelle "imprigionando" letteralmente l'acqua. Purtroppo, anche la concentrazione delle ceramidi della pelle si riduce drasticamente con l'età.

L'integrazione in ceramidi è pertanto necessaria per apportare alla pelle, dall'interno, gli elementi strutturali mancanti.

Uno studio ha dimostrato che dopo tre mesi di assunzione di ceramidi, in donne con pelle secca e flaccida, queste hanno mostrato un notevole miglioramento, sia nell'aspetto della pelle che nel benessere avvertito.

Esiti confermati mediante analisi elettrochimica, con il 95% di risultati positivi sui parametri relativi all'idratazione.

Meglio ancora, i sintomi legati al prurito cronico erano scomparsi in tutti i casi. La supplementazione con ceramidi consente, quindi, di ripristinare i livelli di ceramidi giovanili nella pelle invecchiata. Questo si traduce in un significativo miglioramento di idratazione, elasticità e salute della pelle secca.

Vanno assunti in inverno per tre mesi, per proteggere la pelle dalle condizioni climatiche sfavorevoli, o d'estate, per combattere la secchezza della pelle legata all'esposizione al sole o semplicemente per integrare un'idratazione topica con creme.

La pappa reale

È una delle sostanze più ricche che si possano trovare in natura. Il suo contenuto eccezionale di sostanze nutritive rare, la rende, infatti, un alleato prezioso a ogni cambio di stagione per migliorare il senso di stanchezza e ritrovare la vitalità.

Si ottiene dalla secrezione da parte delle api operaie e rappresenta il nutrimento esclusivo delle larve destinate a diventare regine o della regina stessa quando essa lascia la colonia.

Per la sua ricchezza di elementi nutritivi essenziali, la pappa reale è da sempre considerata un alimento di prim'ordine.

Essa contribuisce soprattutto a:

- Rinforzare il sistema immunitario, in particolare durante i cambiamenti stagionali.

- Ridare entusiasmo, energia e vitalità durante i periodi di stanchezza o di spossatezza grazie alla sua composizione particolarmente complessa e completa.
- Donare alla pelle, alle unghie e ai tegumenti un "aspetto giovanile" (da cui deriva un uso importante della pappa reale in numerose specialità cosmetiche).

La pappa reale racchiude dei composti chimici davvero eccezionali; è infatti caratterizzata da una grande diversità di glucidi, lipidi e proteine. La molecola 10-Hda rimane tuttavia il composto più attivo.

I glucidi costituiscono circa il 10-20% della pappa reale; i principali sono il fruttosio e il glucosio, che rappresentano circa il 90% del totale.

Le proteine sono una delle altre componenti principali della pappa reale. In essa, infatti, si trovano in quantità molto significativa, aminoacidi liberi (soprattutto la prolina, la lisina, la glutammina e l'acido glutammico), ma anche proteine eccezionali denominate Major Royal Jelly Protein (Mrjp).

67

Si tratta di proteine rare sintetizzate dalle ghiandole delle api e coinvolte nel funzionamento del loro sistema cognitivo. A quest'ultime si aggiunge una proteina antimicrobica, la royalisina, di cui la pappa reale è fonte finora nota.

Infine, la pappa reale contiene anche delle jelleine, piccole molecole amminoacidiche.

La pappa reale non contiene tanti lipidi, ma quelli che possiede sono di qualità eccezionale. A differenza della maggior parte degli acidi grassi di origine animale e vegetale, gli acidi grassi della pappa reale sono a catena corta (noti per i loro benefici sulla mucosa intestinale).

La pappa reale contiene inoltre numerose vitamine, in particolare tutte le vitamine del gruppo B. Contiene anche diversi minerali tra cui potassio, calcio, magnesio, zinco, ferro e rame.

I meccanismi d'azione della pappa reale si spiegano per la sua composizione e diversità eccezionali. Le si attribuiscono degli effetti antiossidanti superiori al miele e paragonabili a quelli della vitamina C e della vitamina E, grazie alla sua ricchezza di peptidi e di amminoacidi liberi.

Nella medicina tradizionale cinese è considerata come un tonico, mentre in Europa orientale è nota per essere un ottimo adattogeno (sostanza, cioè, che aumenta la resistenza dell'organismo ai vari stress che lo colpiscono).

I potenziali benefici sull'uomo derivano dagli effetti che induce sulle larve: è proprio la pappa reale, infatti, che provoca lo sviluppo degli organi riproduttivi della regina e che ne accelera lo sviluppo (15 giorni nella regina rispetto a 21 giorni in un'ape operaia). Quindi è grazie alla pappa reale che la regina gode di una fertilità e di una longevità eccezionali.

Negli integratori la pappa reale si trova associata preferibilmente con il ginseng, la propoli o altre sostanze energetiche o antiossidanti.

La biotina
La biotina, o vitamina B8, è indispensabile per la salute della pelle e, in dosi adeguate, ha effetti strutturali specifici.

Il resveratrolo

È un composto polifenolico della classe dei flavonoidi; è ben studiato per la sua potente attività antiossidante: rinforza le difese immunitarie dell'organismo e distrugge i radicali liberi prima che esercitino la loro azione deleteria.

È stato dimostrato che il resveratrolo attiva i geni sirtuini (silent information regulator) associati alla prevenzione dell'invecchiamento. Nella pelle, i geni sirtuini sono situati nei cheratinociti e nei fibroblasti del derma e dell'epidermide. In vitro, quando si stimola l'espressione di tali geni nelle cellule cutanee, l'invecchiamento viene rallentato.

Il Sod

Il Sod (Super ossido dismutasi) rafforza il pool degli enzimi antiossidanti endogeni e protegge la pelle dai danni associati allo stress ossidativo. L'integrazione con Sod ritarda l'apparizione dell'eritema solare in caso di esposizione ai raggi ultravioletti e ne diminuisce l'intensità, anche nei soggetti con pelle chiara.

I probiotici

Sono fondamentali per una funzione ottimale del nostro secondo cervello che è l'intestino; evidenze sempre maggiori si accumulano anno dopo anno circa la loro fondamentale importanza per prevenire e curare gravi malattie; l'insieme dei microrganismi che albergano nel nostro intestino (batteri "buoni", lieviti, fermenti lattici) viene chiamato microbiota.

Ormai sono stati tentati con successo addirittura trapianti di microbiota per curare particolari pazienti. I probiotici sono microrganismi vivi che, se assunti in quantità adeguate, producono effetti benefici, sia a livello digestivo sia a livello sistemico.

Tra i molti ceppi di probiotici, un genere di batteri particolarmente ben rappresentato è quello dei lattobacilli che colonizzano l'intestino e la vagina; essi hanno, soprattutto, la capacità di ripristinare l'equilibrio della microflora, di alleviare la sindrome del colon irritabile, di ridurre vari tipi di diarrea, di ottimizzare le naturali funzioni immunitarie del corpo, di proteggere contro il virus dell'influenza o ancora di opporsi alla colonizzazione della mucosa gastrica da *Helicobacter pylori*.

La microflora intestinale è composta da più di cento specie di batteri benefici, neutri o nocivi costantemente in conflitto. Il numero di tali batteri e l'equilibrio derivante, possono essere perturbati da svariate cause come l'assunzione di antibiotici o di altri farmaci, lo stress, l'invecchiamento o il consumo di alcol.

In questo caso, può venirne influenzata la salute dell'intestino o dell'intero organismo I probiotici come i bifidobatteri, per esempio, aiutano a ristabilire l'equilibrio della microflora intestinale.

I probiotici sono però particolarmente sensibili agli acidi dello stomaco; per questo motivo, devono essere confezionati in formulazioni tali che ne permettano il superamento della barriera gastrica in modo da arrivare direttamente nell'intestino.

È la vera star tra i lattobacilli a causa delle ultime scoperte che ne hanno rivelato l'importanza per la perdita di peso: si tratta del *Lactobacillus gasseri*, un ceppo che si trova naturalmente nel latte materno.

Secondo diversi studi, infatti, il consumo di *Lactobacillus gasseri* consente di ridurre l'adiposità addominale. Uno studio ha chiaramente messo in evidenza che l'assunzione di *Lactobacillus gasseri* riduce significativamente l'Imc (Indice di massa corporea), la circonferenza della vita, la circonferenza dei fianchi e la massa grassa addominale dell'8,5%.

Mentre nel gruppo di controllo, che non assumeva tale probiotico, nessuno di questi parametri era diminuito rispetto al basale. Tuttavia, perché l'effetto possa continuare, è necessaria la sua assunzione regolare.

Vari studi hanno segnalato che le popolazioni microbiche nell'intestino sono diverse nelle persone grasse e in quelle magre, e che quando le persone obese perdono peso, la composizione della loro microflora diventa identica a quelle delle persone normopeso, il che suggerisce che l'obesità può avere una componente microbica.

Un altro studio sui topi ha dimostrato che la somministrazione di *L. gasseri* da una parte ha ridotto significativamente il peso corporeo e il tessuto adiposo dei topi con integrazione, e dall'altra ha consentito di rivelare una vera e propria attività da "antidiabetico di tipo 2".

Il probiotico *L. gasseri* consente, quindi, di ridurre il peso corporeo e l'adiposità, potendo quindi facilitare il trattamento della sindrome metabolica.

Recenti ricerche evidenziano ormai l'importanza dei probiotici sulla salute generale, al di là dei loro effetti positivi sui sistemi digerente e immunitario.

Il *Lactobacillus reuteri*, per esempio, conferisce all'organismo un vero e proprio supporto a livello cardiovascolare. Questo ceppo probiotico avrebbe la capacità di ridurre del 38% la quantità di colesterolo totale e del 40% quella dei trigliceridi, senza alterare i livelli di colesterolo Hdl.

Inoltre, pur seguendo una dieta arricchita in grassi e colesterolo, ma povera di fibre, l'assunzione di *Lactobacillus reuteri* ha permesso di prevenire l'innalzamento dei livelli di tali dannose molecole.

Tra i topi alimentati secondo una dieta di tipo occidentale, quelli che hanno ricevuto l'integrazione con *Lactobacillus reuteri* hanno manifestato un aumento di peso e un accumulo di grasso totale ed epatico di gran lunga inferiori rispetto al gruppo placebo.

L'assunzione di *Lactobacillus reuteri* in individui ipercolesterolemici ha provocato un calo significativo del colesterolo totale, del colesterolo cosiddetto "cattivo" (Ldl) e la riduzione plasmatica di altri marcatori di infiammazione.

Tutto ciò, pur mantenendo costanti i livelli di colesterolo Hdl e di vitamina D, importanti per il sistema cardiovascolare.

Questi risultati sono stati ottenuti in sole 6-9 settimane di trattamento, senza gli effetti collaterali provocati dalle statine. Il *Lactobacillus reuteri*, infatti, aumenta l'escrezione del colesterolo attraverso le feci, e limita, inoltre, il riassorbimento di colesterolo a livello intestinale.

È stata anche studiata la capacità del *Lactobacillus reuteri* di aumentare di oltre il 26% le concentrazioni sieriche di 25-idrossi-vitamina D. È la prima volta che si è evidenziato un collegamento diretto tra l'integrazione orale con un ceppo probiotico e l'aumento della vitamina D in circolo, essenziale per il sistema cardiovascolare, la salute delle ossa e la protezione cellulare.

Grazie alla sua azione globale sulla salute cardiovascolare, l'assunzione di *Lactobacillus reuteri* risulta perfettamente complementare ad altri integratori cardiovascolari come i fitosteroli, gli oli di pesce, la soia o la fibra solubile.

Il *Lactobacillus reuteri* segna così l'inizio di una nuova era di probiotici la cui azione non è limitata al tratto intestinale, ma contribuisce a risolvere importanti disfunzioni fisiologiche e questo in maniera naturale, totalmente sicura ed economica.

Il *Bacillus subtilis* è un ceppo specifico di batteri probiotici, testato clinicamente per migliorare le difese naturali e per aiutare a combattere le infezioni e le aggressioni esterne grazie alle sue proprietà immunostimolanti.

L'assunzione di *Bacillus subtilis* permette di rinforzare in modo significativo il sistema immunitario delle persone anziane, ma anche di proteggerle, in particolare, dalle infezioni invernali.

I risultati di uno studio clinico hanno dimostrato che tale bacillo ha determinato un aumento notevole della concentrazione di IgA (anticorpo essenziale per il controllo delle infezioni) a livello delle mucose respiratorie e intestinali e una riduzione sostanziale del numero di giorni con episodi infettivi.

L'utilizzo di *Bacillus subtilis* può pertanto essere raccomandato negli adulti ma soprattutto nelle persone anziane il cui sistema immunitario è sottoposto a prove dure e si trova talvolta indebolito all'avvicinarsi del periodo invernale.

Questo complemento può essere assunto in combinazione con la vitamina D3, con la vitamina C e con lo zinco dalle proprietà immunostimolanti riconosciute.

Il *Bifidobacterium longum* è il ceppo bifidobatterico umano i cui effetti benefici sono stati i più studiati. È anche uno dei più conosciuti. Sono stati pubblicati numerosi lavori scientifici che hanno evidenziato il miglioramento dell'ambiente intestinale, il sostegno al mantenimento di un sistema immunitario sano, e a combattere le infezioni, favorendo, inoltre, la forza ossea.

Studi specifici hanno soprattutto mostrato che il *Bifidobacterium longum* migliora la microflora intestinale delle persone anziane (il numero dei bifidobatteri diminuisce con l'invecchiamento) che, a sua volta, migliora l'ambiente intestinale e contribuisce alla buona salute del sistema gastrointestinale e, soprattutto, la resistenza alle infezioni.

La somministrazione di *Bifidobacterium* comporta un suo aumento considerevole nella flora intestinale e una riduzione dei prodotti di putrefazione, come l'ammoniaca.

Nel neonato prematuro con un peso ridotto, stimola la colonizzazione da parte dei bifidobatteri stessi riducendo così le infezioni intestinali;

Il *Bifidobacterium* ha un'azione immunostimolante e antinfettiva (grazie alla produzione di acido acetico) la cui potente azione battericida è responsabile della distruzione di batteri nocivi come l'Escherichia coli.

Previene la diarrea provocata dalla somministrazione di antibiotici, regola il transito intestinale delle persone costipate, migliora l'ambiente intestinale, aumentando la frequenza delle feci, diminuendone, inoltre, il contenuto in ammoniaca.

Sembra inibire lo sviluppo di alcuni tipi di cancro, stimola il sistema immunitario di persone anziane immunodepresse diminuendo così il rischio di infezioni, soprattutto da parte del virus dell'influenza; riduce significativamente i sintomi dell'allergia al polline e rende più salde le ossa, probabilmente rinforzando l'assorbimento del calcio.

La Maca

È una pianta che nasce sulle alture gelate e povere di ossigeno della Cordigliera delle Ande, fra i 3500 e i 4575 metri di altitudine. È utilizzata da migliaia di anni dalle popolazioni andine per le sue proprietà energizzanti e pro-sessuali, e anche per migliorare la fertilità del bestiame.

L'utilizzo tradizionale di Maca per accrescere la fertilità animale è stata scientificamente convalidata verso la fine del ventesimo secolo.

Uno studio, ad esempio, ha rilevato che i ratti castrati supplementati con Maca sviluppavano un'attività sessuale superiore o uguale a quella dei ratti normali.

Per le sue proprietà favorenti l'erezione è stata definita l'alternativa naturale al Viagra.

La Maca è ugualmente utilizzata con successo nel trattamento della sindrome da affaticamento cronico. Molte medicine peruviane utilizzano la Maca per regolare la funzionalità ovarica, in particolare nei casi di sindrome premestruale o quando sono presenti i sintomi della menopausa.

La Maca è estremamente sicura da utilizzare, anche in dosi elevate e per periodi prolungati. In Perù è considerata un alimento ed è quindi utilizzata in alte dosi. Se si consuma della Maca in polvere, è però necessario prenderne da 5 a 10 grammi al giorno almeno. Gli estratti di Maca devono avere una quantità sufficiente di macamidi e macaeni.

Questi componenti sono presenti nella Maca in piccolissima quantità per cui negli integratori devono essere particolarmente concentrati soprattutto questi ultimi.

Il *Tribulus terrestris*
È utilizzato in India da millenni per trattare l'impotenza, la frigidità e la sterilità. La sua somministrazione permette di aumentare del 30% la produzione di testosterone, stimolando così la libido maschile e femminile.

La supplementazione di *Tribulus* pare avere un'influenza positiva sulla qualità e la durata delle erezioni, sulla spermatogenesi e sull'ovulazione.

Gli sportivi ormai da anni utilizzano il *Tribulus* per aumentare la loro resistenza e accrescere la massa muscolare.

Altre molecole con attività adattogena, energizzante e favorente l'attività sessuale sono: la Damiana, la Cola, la Muira puama; da considerare inoltre anche la Taurina e l'Arginina.

La Garcinia cambogia

È un albero originario dell'India e del Sud-est asiatico, il cui frutto giallo ricorda una piccola zucca; è con la buccia di questo frutto che si preparano gli integratori di garcinia: questa pianta è una delle rare fonti contenenti acido idrossicitrico (Hca), la molecola alla base della perdita di peso associata al consumo di tale integratore.

Si tratta di una spezia molto apprezzata dalle popolazioni asiatiche utilizzata in particolare nella decorazione dei pesci.

Tradizionalmente la buccia del frutto viene utilizzata per alleviare problemi digestivi e reumatismi. Le specie che compongono il genere garcinia necessitano di un clima tropicale per crescere.

Sono piante indigene o autoctone dell'Asia tropicale e dell'Africa, ed è questo il motivo del prezzo particolarmente elevato di tale integratore.

L'acido idrossicitrico è il principale composto attivo per quanto riguarda il controllo del peso. Le sue diverse modalità d'azione non sono tuttavia ancora ben chiarite, e la comunità scientifica non è ancora arrivata a risultati definitivi; molti studi hanno però dimostrato che l'utilizzo della Garcinia è associato a una differenza significativa a favore della perdita di peso rispetto al placebo.

È stato anche constatato un aumento della sazietà e una diminuzione della sensazione di fame associata a integratori contenenti Garcinia cambogia.

Nonostante questa sia particolarmente nota per la gestione del peso, molti studi hanno anche riscontrato dei potenziali effetti antinfiammatori, anti-diabetici, antiossidanti e antimicrobici.

La Garcinia cambogia non deve essere assunta contemporaneamente agli Ssri (inibitori selettivi della ricaptazione della serotonina), farmaci psicotropi solitamente prescritti per il trattamento della depressione, dell'ansia e dei disturbi ossessivo-compulsivi.

Si raccomanda inoltre di non consumare la pianta durante la gravidanza e l'allattamento. Se ne sconsiglia l'uso anche in caso di disturbi cardiovascolari, ipertensione, aritmia cardiaca e anemia. Per avere migliori benefici, la garcinia andrebbe assunta preferibilmente prima dei pasti.

La curcuma

È una pianta dagli innumerevoli utilizzi; originaria del Sud dell'Asia, è particolarmente apprezzata per i suoi rizomi (parti sotterranee) da cui si ottiene la famosa spezia di colore gialloarancio; è conosciuta soprattutto per il suo utilizzo alimentare, ma in realtà possiede anche innumerevoli benefici per la salute.

Presente da svariati secoli nella medicina cinese e ayurvedica, la curcuma viene tradizionalmente utilizzata per stimolare la digestione e trattare i disturbi legati a questa: agisce infatti, in particolare, facilitando la digestione.

Le sostanze alle origini degli innumerevoli benefici della curcuma sono i curcuminoidi. Tra queste molecole, la curcumina è quella più presente nella curcuma, ed è la più documentata nella letteratura scientifica.

La curcumina è nota per le sue proprietà antiossidanti e antinfiammatorie. In qualità di antiossidante, la curcuma consente di contrastare in particolare i radicali liberi, responsabili dell'invecchiamento cellulare.

Gli scienziati sono interessati allo studio della curcuma nel trattamento di alcune patologie infiammatorie e dell'artrite, cercando di dimostrarne anche le proprietà anticancerogene e preventive verso alcune forme di tumore (al momento non dimostrate).

La curcumina non viene solitamente ben assorbita dall'organismo; per cui, al fine di migliorarne l'assorbimento e l'assimilazione, gli integratori alimentari a base di curcuma devono pertanto essere appositamente formulati per consentire un'ottima biodisponibilità della curcumina.

Epa e Dha

Sono l'acido eicosapentaenoico (Epa) e l'acido docosaesaenoico (Dha), acidi grassi essenziali, dai molteplici benefici, presenti in grande quantità nel pesce.

Entrambi sono coinvolti in innumerevoli funzioni biologiche; è stato rilevato, infatti, che il consumo di omega 3 è associato a un miglioramento delle malattie coronariche, della depressione, dei sintomi della menopausa, della psoriasi e dell'iperlipidemia.

Gli apporti consigliati di Epa e Dha vanno dai 280 ai 560 milligrammi al giorno, dosi che attualmente non vengono raggiunte nell'alimentazione quotidiana della popolazione generale.

Gli integratori a base di tali grassi dovrebbero essere ricavati solo da olio di pesce di prima scelta, proveniente da aree di pesca preservate dall'influenza industriale; solitamente tali molecole si ricavano dalle sardine, dagli sgombri e dalle acciughe, pesci selezionati per il loro tenore naturalmente elevato in acidi grassi omega 3.

L'astragalo
È una pianta che ha un ruolo particolarmente importante nella medicina tradizionale cinese. Il composto attivo è l'astragaloside IV, presente in quantità infinitesimale nella sua radice. Esso viene estratto con un processo estremamente complesso e costoso.

La radice di astragalo è prescritta da centinaia di anni come tonico e per curare una vasta gamma di malattie, per prevenire l'indebolimento dei malati e proteggere dalle infezioni.

L'estratto della radice di astragalo e l'astragaloside IV in esso contenuto parrebbero avere proprietà immunostimolanti, anti-infiammatorie, antibatteriche, antivirali, antiossidanti, cardioprotettive, neuroprotettive e addirittura protettive contro la tossicità della chemioterapia.

L'astragaloside, grazie alle sue molte proprietà e in particolare alle sue capacità immunostimolanti, antinfiammatorie, antiossidanti e anti-glicazione, è un integratore anti-invecchiamento essenziale. Queste caratteristiche uniche sono dovute a una capacità molto particolare dell'astragaloside: quella di estendere la durata della vita delle cellule, allungandone i telomeri.

La L-carnosina

Chiamata anche beta-alanina-L-istidina, questa molecola è presente nelle cellule umane con una lunga durata di vita, come le cellule dei muscoli scheletrici e i neuroni del cervello, ma il suo contenuto tende a diminuire con l'età; si osserva, infatti, una riduzione del 63% nel tessuto muscolare tra i 10 e i 70 anni.

La L-carnosina è nota per le sue proprietà antiossidanti e di protezione delle membrane delle cellule muscolari dall'ossidazione; permette inoltre al muscolo cardiaco di contrarsi in modo più efficiente.

Figura tra il breve elenco di componenti che estendono la durata della vita in vitro delle cellule umane. In presenza di L-carnosina, i fibroblasti umani presentano da otto a dieci volte più divisioni cellulari prima di entrare in senescenza; questo si traduce in un sostanziale allungamento della vita cellulare.

La *Berberis vulgaris*

La medicina cinese e ayurvedica utilizza da secoli la *Berberis vulgaris*, che contiene nelle sue bacche un potente alcaloide vegetale: la berberina. Questa sostanza è risultata essere una molecola eccellente nel modulare l'insulina e il glucosio permettendo un discreto calo di peso.

Essa agisce nel corpo come il farmaco metformina, ma senza i rischi minori a esso associati. La capacità della metformina a estendere la vita dei mammiferi è stata ampiamente dimostrata.

Ha anche proprietà antitumorali, protegge il sistema vascolare, mantiene la densità ossea e ha un'attività di prevenzione sul rischio di demenza.

I polifenoli di mela

I polifenoli vegetali sono una delle fonti più promettenti per risolvere i problemi associati all'invecchiamento. Quelli contenuti nella mela hanno consentito, in studi su lieviti, vermi e mosche, di estendere la loro vita del 12%. Sembra che questi risultati si spieghino con l'attivazione di geni che stimolano le difese antiossidanti endogene e con l'inibizione di altri geni coinvolti nelle morti premature.

Gli studi confermano che il consumo di flavonoidi in generale, e delle mele in particolare, è positivamente correlato con la longevità umana e il mantenimento del peso corporeo.

Le mele sono anche ricche di molecole che sono potenti antiossidanti (valore Orac tre volte superiore di quello dell'estratto di tè verde).

Nel contesto della prevenzione anti-invecchiamento, sono principalmente utilizzati come agenti di prevenzione anti-cancro perché sembrerebbero ridurre il rischio di tumore al colon del 50%.

Il reishi

Noto anche come "fungo dell'immortalità", è usato per scopi medicinali da più di duemila anni. Tra le centinaia di composti attivi presenti nel reishi, tre sono in particolare le sostanze specifiche che sono state identificate e che hanno potenti effetti anti-invecchiamento:

I polisaccaridi con effetti antitumorali e di rafforzamento del sistema immunitario; i triterpeni, che proteggono il fegato, riducono la pressione arteriosa, il colesterolo, e quindi abbassano il rischio di ictus e di infarto, e il peptide Ganoderma lucidum, che ha potenti proprietà antiossidanti.

Ciò che rende questo fungo unico è la sua capacità di agire in più parti contemporaneamente, innescando cambiamenti importanti coinvolti nell'aumento della longevità: protegge il Dna dai danni ossidativi che contribuiscono all'invecchiamento e al rischio di ammalarsi di cancro, aumenta l'espressione di un gene della longevità e la speranza di vita di molte specie, dal lievito ai vermi, fino ai mammiferi primitivi come i topi.

I ricercatori che utilizzano il reishi su topi di laboratorio hanno dimostrato che il suo uso era collegato a un aumento della durata di vita degli animali compreso tra il 9 e il 20%, ovvero l'equivalente di sette-sedici anni di aspettativa di vita ulteriore nell'uomo.

La centrofenossina
È ampiamente usata dall'uomo da più di trent'anni nella lotta contro le malattie del cervello associate all'invecchiamento e ai disturbi della memoria. È composta da due sostanze fortemente antiossidanti e in grado di proteggere il cervello dai danni dei radicali liberi in grado di agire direttamente sul Dna.

L'assunzione di centrofenossina è molto efficace contro l'invecchiamento del cervello: migliora la funzione neuronale e il consumo di ossigeno, facilita il processo di memorizzazione nonché le capacità di concentrazione e di attenzione.

È il solo agente al momento conosciuto che permetta di ridurre l'accumulo della lipofuscina, una tossina associata all'invecchiamento, nelle cellule del cervello, del cuore, dei polmoni e della pelle.

Le cellule invase dalla lipofuscina, una specie di "scarto" metabolico, non sono più capaci di comunicare e di funzionare correttamente.

La somministrazione prolungata di centrofenossina ha consentito di aumentare in modo molto significativo la vita degli animali studiati in laboratorio.

La L-teanina

Tradizionalmente usata per ridurre la sensazione di stress, ansia e angoscia, la L-teanina, estratta dalle foglie di tè verde, ha anche un'azione anti-invecchiamento.

L'assunzione di alte concentrazioni di questo componente ha un impatto positivo, poiché favorisce la riduzione dell'obesità, dell'ipertensione, della frequenza cardiaca, dei livelli dei lipidi sanguigni e dei rischi di ammalarsi di cancro.

Nuovi studi ora suggeriscono che questa sostanza è in grado di prolungare la durata di vita di circa il 3,6-4,4% (nei vermi).

Gli amminoacidi ramificati (Bcaa)
Sono la leucina, l'isoleucina e la valina, amminoacidi essenziali che non possono essere sintetizzati dall'organismo e che devono essere forniti necessariamente tramite l'alimentazione.

Indispensabili per il buon funzionamento del metabolismo muscolare, rappresentano il 35% del volume muscolare.

Un semplice esercizio moderato aumenta il fabbisogno di leucina dell'organismo del 240%. Se durante lo svolgimento di esercizi prolungati la loro concentrazione diventa troppo bassa, il muscolo viene distrutto per fornire il carburante mancante.

Nel corso di esercizi di resistenza, i Bcaa svolgono dunque un ruolo importante. L'integrazione con Bcaa e con glutammina migliora in modo significativo il recupero muscolare dopo lo sforzo e allo stesso tempo aumenta la resistenza allo sforzo. Hanno anche degli effetti stimolanti sul sistema immunitario.

I Bcaa sembrano anche essere benefici per le persone sedentarie, in quanto regolano l'influsso di triptofano nel cervello, il che contribuisce a prevenire la comparsa della fatica centrale.

Assunti prima dello sforzo, i Bcaa aiutano a preservare il tessuto muscolare e danno energia. Presi dopo lo sforzo, preferibilmente associati alla glutammina, accelerano la rigenerazione del tessuto muscolare e migliorano significativamente il recupero.

L'aloe vera
È una pianta succulenta con una storia molto lunga negli usi tradizionali e nelle applicazioni. Ha lasciato il segno in molte civiltà: egizia, greca, ebraica, indiana e cinese.

Sotto la cuticola e il derma della foglia circola la linfa, da cui si ricava il succo di aloe vera, mentre il centro, la polpa cioè, serve per il gel.

È importante distinguere correttamente il succo dal gel di Aloe: non hanno, infatti, la stessa composizione chimica, quindi non hanno le stesse proprietà né le stesse controindicazioni.

Il succo è l'essudato della foglia tagliata, mentre il gel è la mucillagine raccolta a partire dalla zona centrale della foglia. Il succo, concentrato mediante ebollizione, è utilizzato contro i principali problemi digestivi, ma non è privo di controindicazioni.

Contiene, infatti, dei derivati che hanno non solo un'attività antifungina, antibatterica e antivirale, ma soprattutto un'importante attività lassativa, tuttavia altamente irritante, a livello del tratto digerente.

Per quanto riguarda il gel, questo viene raccolto dopo un taglio longitudinale della foglia: la polpa mucillaginosa raschiata viene, quindi, rapidamente trattata per evitare l'ossidazione. Il gel ha un aspetto vischioso e trasparente. Non possiede gli inconvenienti del succo perché, a differenza di quest'ultimo, è privo di derivati dannosi e contiene invece sostanze che esercitano un'attività benefica sull'organismo.

L'aloe ha un'azione tonica, legata a diverse sostanze nutritive che contiene (amminoacidi, minerali, vitamine, tra cui acido folico e vitamina C) e che permettono di migliorare la sensazione di benessere e di aumentare la resistenza dell'organismo.

95

Rafforza il sistema immunitario e cardiovascolare grazie ai potenti componenti che combattono efficacemente i radicali liberi.

È riportata, inoltre, un'azione contro i dolori e le infiammazioni croniche, in particolare durante l'invecchiamento e negli sportivi.

La mucillagine della foglia è ricca di polisaccaridi che hanno la capacità di bloccare diverse forme di virus, per cui il gel di aloe ha anche un'azione antivirale.

A livello cutaneo, preserva l'attività dei fibroblasti e aumenta la sintesi di collagene e di cheratina, permettendo, quindi, una migliore cicatrizzazione delle ferite e la rigenerazione del tessuto cutaneo e delle cellule dell'epidermide. La pelle è così visibilmente più sana e ha un aspetto più giovane.

È un prezioso alleato del sistema cardiovascolare perché consente la diminuzione dei livelli dei lipidi totali nelle persone con colesterolo alto e un calo significativo dei rischi di formazione di coaguli sanguigni.

Dal punto di vista digestivo, il gel di aloe equilibra e stabilizza il microbiota così come fanno i probiotici, e permette una migliore assimilazione delle sostanze nutritive nel tratto digestivo.

Ha un effetto benefico sulla mucosa e sulle pareti dell'intestino, e, pertanto, riduce le manifestazioni del colon irritabile. Attenua o ripara le ulcere a livello dello stomaco.

A differenza del consumo del succo, l'utilizzo del gel di aloe vera non è irritante per l'intestino.

L'acido alfa-lipoico
È chiamato "l'antiossidante universale" perché infatti, da solo, neutralizza una mezza dozzina di varietà di radicali liberi particolarmente dannosi. Capta anche diversi metalli tossici.

È utilizzato a titolo preventivo e terapeutico in un gran numero di patologie, tra l'altro è già molto impiegato in ambito medico per ridurre le complicanze del diabete o di molte neuropatie.

Dalle seguenti piante si ricavano preziose molecole drenanti e/o capillaro-protettrici, utili per favorire l'eliminazione dei liquidi in eccesso e per mantenere un corretto tono capillaro-venoso; da utilizzare in caso di gambe pesanti, cellulite, ritenzione idrica, stasi linfatica, ipertensione, problemi di emorroidi e fragilità capillare:

1) Ciliegio

Possiede attività diuretica utile nei casi di ritenzione idrica, edema e cellulite; i principi attivi sono: i sali di potassio, i polifenoli, i flavonoidi e le vitamine A e C.

2) Ribes nero

Ha un'azione diuretica utile in caso di: edema periferico da insufficienza venosa, stasi linfatica, ritenzione idrica da cellulite, ipertensione. Contiene sostanze fondamentali per rinforzare i vasi sanguigni, grazie a un'azione capillaro-protettiva a livello del microcircolo periferico.

3) Centella

Ha un'azione protettiva sui vasi venosi: stimola la produzione di collagene da parte dei fibroblasti e migliora e irrobustisce la parete dei vasi venosi; è particolarmente indicata per la cura dell'insufficienza venosa cronica.

Viene impiegata per alleviare il senso di peso agli arti inferiori, gonfiore alle caviglie, dolori alle vene, crampi notturni, prurito agli arti inferiori.

4) Rusco

Ha un'azione fleboprotettiva: impiegato nella terapia dell'insufficienza venosa, in particolare di quella a carico degli arti inferiori, grazie alla presenza di peculiari molecole favorisce la vasocostrizione migliorando quindi il tono venoso.

5) Meliloto

Contiene sostanze (cumarine) il cui effetto principale è sul drenaggio linfatico, essenziale per assicurare il ritorno dei liquidi presenti negli spazi extracellulari verso il cuore.

Un deficit della circolazione linfatica provoca accumulo di questi liquidi nei tessuti e quindi gonfiore, spesso nella zona delle caviglie. Inoltre la cumarina migliora la capacità contrattile dei vasi sanguigni; ha quindi azione flebotonica e antinfiammatoria

6) Orthosiphon

Ha azione diuretica e depurativa, accompagnata anche da un'azione favorente l'eliminazione di acido urico. Produce un aumento del volume dell'urina emessa, inoltre consente l'eliminazione del sodio e del potassio e stimola l'escrezione del cloro. Questi effetti sono utili anche in caso di cellulite.

7) Verga d'oro

Ha attività diuretica, è impiegata nei casi di ritenzione idrica, edemi, cellulite e nell'ipertensione arteriosa; utile per favorire la circolazione venosa e il trofismo del microcircolo.

8) Esperidina

Flavonoide naturale con proprietà vasoprotettrici destinate a migliorare il trofismo del microcircolo.

9) Rutina

Glicoside flavonoico di origine vegetale, dotato di proprietà antiossidanti, utile per normalizzare il trofismo del microcircolo.

10) Ippocastano

Viene ampiamente utilizzato in ambito proctologico e per i disturbi circolatori di varia natura (insufficienza venosa, vene varicose, sindromi flebitiche…).

11) Vite

La comune "vite" (*Vitis vinifera*) contiene un insieme di pro-antocianidine naturali con azione antiossidante e capillaro-protettrice.

L'estratto di semi di uva contiene invece leucocianidine che hanno un potere antiossidante cinquanta volte superiore a quello della vitamina E, e rinforzano l'azione della vitamina C. Da menzionare, inoltre, in questo gruppo la Pilosella.

Omotaurina

È una molecola presente in alcune alghe marine; ha dimostrato notevoli capacità neuroprotettive, bloccando l'azione neurotossica data dal peptide beta-amiloide, caratteristica di malattie neurodegenerative come l'Alzheimer.

Studi clinici documentano gli effetti benefici dell'Omotaurina, introdotta come integratore alimentare, sui processi cognitivi, sulla memoria, sull'abilità di pianificazione e di esecuzione, nonché sulle capacità verbali.

Solitamente è associata al magnesio che ne garantisce migliore assorbimento e tollerabilità. Altre sostanze con potente azione antiossidante sono:

L'estratto di corteccia di pino, il glutatione, l'estratto di melograno, l'estratto di riso nero e rosso, il coenzima Q10.

In questo capitolo, non scriverò volutamente di integratori multivitaminici e/o di sali minerali, anche se probabilmente sono tra gli integratori più utilizzati al mondo; la verità è che, in una dieta varia, ricca ed equilibrata, con prevalenza di alimenti freschi, frutta e verdura, tale supplementazione è assolutamente superflua.

Ricorda di mangiare tanta frutta e verdura, fino a cinque porzioni al giorno, combinando tra loro i vari colori che la natura ci offre; a ogni colore (il verde degli spinaci, degli zucchini o delle mele verdi, l'arancione degli agrumi o delle carote, il viola dei mirtilli o delle barbabietole ecc.) corrispondono infatti contenuti di polifenoli, antiossidanti, vitamine e sali minerali differenti, e quindi differenti benefici.

La frutta e la verdura vanno mangiate fresche, tagliate a pezzettoni e, quando è possibile, immediatamente, per poter usufruire appieno dei benefici di tali alimenti.

Ricorda che bere succhi di frutta non equivale a mangiare la frutta. Anzi, è esattamente come bere una lattina di una qualunque bevanda dolcificata gasata che ben conosciamo; i succhi di frutta sono infatti un concentrato di zuccheri semplici, non hanno fibre, e hanno perso tutto il contenuto di molecole salutari.

Le vitamine utili per il mantenimento della salute e della bellezza sono principalmente le vitamine A, C, E, quelle del gruppo B, la vitamina H e la vitamina K.

I sali minerali utili sono soprattutto: il magnesio (sostanza importante ed essenziale per il nostro organismo in quanto la sua assunzione porta a una riduzione del senso di stanchezza e affaticamento, contribuendo quindi a un corretto funzionamento del sistema nervoso); lo zinco (interviene in tutti i metabolismi e ha notevole azione antiossidante); il selenio (potente antiossidante) e il silicio (indispensabile per una sintesi ottimale del collagene e dell'elastina).

RIEPILOGO DEL CAPITOLO 5:

- SEGRETO n. 1: per migliorare l'idratazione della pelle e stimolare le cellule a produrre più collagene, elastina e lo stesso acido ialuronico, utilizza tranquillamente supplementazione a base di acido ialuronico e collagene.

- SEGRETO n. 2: i probiotici sono la vera scoperta degli ultimi anni; assumine quotidianamente, utilizzando non un solo ceppo, ma combinando tra loro quelli più adatti alle tue problematiche.

- SEGRETO n. 3: blocca la produzione di radicali liberi dannosissimi per la vita delle cellule. Utilizza tranquillamente piante i cui estratti sono ricchissimi di molecole antiossidanti.

- SEGRETO n. 4: se la tua alimentazione è ricca e varia di frutta e verdura e di alimenti freschi, non hai bisogno di supplementazione di vitamine e sali minerali.

- SEGRETO n. 5: bere un succo di frutta non equivale a mangiare frutta fresca.

Capitolo 6:
I trattamenti di Medicina estetica
più adatti a te

Ricorri tranquillamente alla Medicina estetica per prevenire, preservare e migliorarti. Non importa quale età tu abbia per iniziare a prenderti cura di te stessa. C'è sempre tempo per cambiare e iniziare ad apprezzarsi.

Non spendere troppo in creme e cosmetici di lusso: paghi solo la top model di turno che fa da testimonial e il vasetto di vetro dal design super ricercato.

Se un'azienda avesse veramente in mano il brevetto dell'elisir di giovinezza, pensi che guadagnerebbe di più vendendo poche confezioni a prezzi esorbitanti, o milioni di confezioni al giorno, a prezzi accessibili a tutti?

Creme con polvere di asteroidi, sabbie vulcaniche, granelli d'oro ecc. sono solo specchietti per allodole, prive di qualunque fondamento scientifico razionale e dimostrato.

Per rinnovare la pelle, in autunno e in inverno, puoi usare, già a casa, creme o sieri con principi esfolianti quali acido glicolico o salicilico in bassa percentuale.

Per rendere la pelle liscia e luminosa soprattutto d'estate, e per prevenire e ridurre macchie solari, usa sieri a base di vitamina C.

Puoi anche usare di tanto in tanto una maschera esfoliante, una volta rimosso lo strato corneo costituito da cellule morte, noterai subito la pelle più luminosa e più morbida, e darai così lo stimolo al rinnovamento cellulare, "reimpostando la pelle".

Diffida di chi ti garantisce risultati immediati, sicuri e, per di più, a prezzi troppo bassi; sicuramente da qualche parte c'è l'imbroglio: magari sei di fronte a un prodotto clonato cinese, o indiano, o proveniente chissà da dove, oppure potrebbe trattarsi di un prodotto diluito; o forse, semplicemente, ne viene usato poco rispetto a quello che invece servirebbe. Ecco dove sta l'inganno dei vari coupon super scontati!

Un medico bravo, che lavora seriamente, non ha bisogno di svendersi pubblicamente. La tua bellezza e la tua salute meritano rispetto.

Evita di accumulare peso. Pratica regolarmente esercizio fisico. Non devi fare estenuanti corsi di Zumba o Gag tre volte a settimana: bastano 30 minuti di camminata veloce almeno tre volte a settimana.

Se puoi, vai al lavoro a piedi ed evita gli ascensori. E non dimenticare mai di seguire le regole per un'alimentazione varia.

Se però noti fastidiosi cuscinetti adiposi, o pelle a "buccia d'arancia" o "a materasso", grasso sull'addome ("maniglie dell'amore"), interno cosce o glutei (*culotte de cheval*), consulta un medico specializzato; purtroppo sicuramente soffri di cellulite e di adiposità localizzata.

Ma non disperare: oggi esistono molte soluzioni, meno invasive rispetto alla chirurgia; prima intervieni, prima riesci a recuperare gli inestetismi. Ma attenta a chi ti propone pacchetti costosissimi con macchinari miracolosi.

Ogni anno esce sul mercato un nuovo macchinario perché quello dell'anno precedente non ha dato i risultati promessi, ma intanto le pazienti si sono impegnate economicamente anche richiedendo finanziamenti costosissimi.

Valuta bene prima di impegnarti per tanto tempo, informati, il macchinario esiste da tanti anni? È un macchinario che esiste anche in altri paesi? Quante pazienti sono state trattate nel mondo? E ha dato i risultati promessi? Ci sono stati invece problemi di qualche tipo con alcune pazienti?

È stato ritirato dal commercio in qualche paese? Negli Stati Uniti è stato approvato dall'Fda, l'ente che tutela la salute dei pazienti?

Vuoi un consiglio? Le novità lasciale provare agli altri. La cellulite, purtroppo, attualmente viene ritenuta una vera e propria malattia. Si tratta, infatti, di una malattia del microcircolo e del tessuto connettivo; i trattamenti migliorativi sono pochissimi e non necessariamente costosi.

Lascia che se ne occupino medici specializzati che sappiano praticare per esempio la carbossiterapia; questa è da tanti anni ormai un validissimo presidio per trattare la cellulite. L'anidride carbonica infatti riattiva efficacemente il microcircolo ed elimina le cellule adipose in eccesso.

Aspetto negativo di questa terapia? L'iniezione del gas è leggermente fastidiosa. Anche il calore potente sprigionato dalla radiofrequenza è in grado di riattivare il microcircolo. Sii però ben consapevole che occorrono più sedute per vedere risultati soddisfacenti; e, una volta ottenuti, la parola d'ordine è: mantenimento!

Prenditi cura della tua pelle. Sapevi che la pelle è un organo? Anzi, è l'organo più esteso del nostro corpo. È l'organo che riveste gli altri organi.

In autunno, o in inverno, sottoponiti a un ciclo di 2-3 peeling medici per stimolare la produzione di collagene, mantenere la pelle tonica e schiarire le macchie. Sono poco costosi, non richiedono aghi e punture, non sono dolorosi e hanno una grande efficacia.

I peeling sono degli acidi che, penetrando in profondità, nella cute, ne stimolano i fibroblasti, cellule specifiche della pelle deputate a produrre collagene ed elastina. Si applicano con dei pennellini e sono molto efficaci oltre che sul viso, anche su collo, decolleté e mani.

Esistono vari tipi di peeling. Il più leggero è sicuramente l'acido mandelico, può essere fatto anche d'estate e dà immediatamente un aspetto fresco e riposato. Viene anche chiamato "peeling della sposa" o "della prima della Scala".

Il peeling più impegnativo è sicuramente quello peeling a base di acido tricloroacetico (Tca) ed è utilizzato per trattare cicatrici da acne, macchie o severi invecchiamenti cutanei. Sarà il medico a scegliere quello più opportuno per te.

Ricorda che lo scrub o l'esfoliazione ("la pulizia del viso") praticate dall'estetista interessano solo lo strato superficiale della cute, ma non gli strati più profondi della pelle (il derma) che possono essere raggiunti solo da specifici trattamenti medici, quali appunto i peeling o le cosiddette "punturine".

Se sulla fronte sei infastidita dalla comparsa della cosiddetta "ruga del pensatore" in mezzo agli occhi, fai un trattamento col botulino; dopo pochi giorni tornerai ad avere la fronte liscia e un aspetto rilassato. E nessuno sospetterà nulla.

Se intorno agli occhi cominci a notare la comparsa delle cosiddette "zampe di gallina" il botulino è il trattamento più efficace anche in quella zona. Se hai anche un problema di pesantezza della palpebra o noti che il tuo sopracciglio non è più alto come è sempre stato, col botulino riuscirai anche a migliorare questi aspetti.

Stai pensando che hai paura del cosiddetto botox o botulino? In realtà il famoso "botox" non esiste in Italia, viene infatti commercializzato sotto altro nome. Inoltre, attualmente ci sono anche altri due tipi di botulino in commercio, ma solo per il medico: si tratta, infatti, di un farmaco vero e proprio.

Il mio consiglio comunque è: ricorri al botulino senza nessuna preoccupazione! Utilizzato da medici esperti e specializzati, non avrai nessun effetto collaterale e soprattutto non ti "gonfierai".

Infatti il botulino "distende" ma non gonfia affatto. Da anni, infatti, viene utilizzato in tutto il mondo per trattare vari disturbi, anche gravi (strabismo, emicrania, iperidrosi, vaginismo, iper reattività vescicale per esempio) e a dosaggi ben più alti di quelli utilizzati nella Medicina estetica: non sono mai stati riportati effetti collaterali gravi definitivi.

Per sua stessa natura il botulino è temporaneo, perché dopo tre mesi il nostro organismo comincia a eliminarlo spontaneamente.

Se noti che il collo e il décolleté non sono più quelli di una volta, prova i fili biostimolanti in Pdo. Sono di materiale anallergico e riassorbibile; i fili in Pdo, rimanendo nella pelle per vari mesi, stimolano il microcircolo e la produzione di collagene.

Molte donne già dopo 40 giorni notano un miglioramento del tono e dell'elasticità della cute e la sensibile riduzione delle cosiddette "collane di Venere".

A tal proposito, avrai sicuramente sentito parlare dei "fili"; ne esistono di biostimolanti e trazionanti, e ce ne sono in vari materiali; quelli di trazione, in particolare, hanno delle "spinette" o dei "conetti" utili ad "agganciare" la pelle e a tirarla verso l'alto, consentendo, quindi, di effettuare un cosiddetto soft lifting verticale.

Non si tratta di un intervento chirurgico, si effettua in 10 minuti e non ci sono particolari effetti collaterali, se non un temporaneo gonfiore o indolenzimento, che però può perdurare anche qualche giorno.

I fili di trazione sono utili quando si verifica la cosiddetta "ptosi" (caduta verso il basso) delle guance o della linea mandibolare (che non appare più definita); si utilizzano anche per risollevare gli angoli della bocca, la cui "ptosi" determina la comparsa delle "rughe della marionetta" (le antiestetiche rughe che dall'angolo della bocca si estendono fino al mento).

Sono anche utili per distendere le pieghe nasogeniene, che non sono propriamente rughe, ma col tempo possono evidenziarsi sempre di più dando un aspetto un po' appesantito.

114

Se hai paura di aghi e punture, considera l'opportunità di ricorrere all'utilizzo dei macchinari.

La radiofrequenza, per esempio, dopo poche sedute settimanali consente di migliorare le lassità e la ptosi del viso, o di parti del corpo. Oppure puoi valutare di ricorrere all'ultimissima novità: gli ultrasuoni microfocalizzati (Hifu); basta una seduta per avere un sensibile miglioramento e un effetto lifting che dura anni.

Aspetti negativi? Per ora il costo e un certo fastidio, soprattutto in alcuni punti del viso dove ci sono prominenze ossee.

La carbossiterapia invece purtroppo richiede punture ed è leggermente fastidiosa; eppure è un presidio medico fondamentale per trattare la cellulite, le cicatrici, le smagliature, per favorire la ricrescita dei capelli, sciogliere il grasso, migliorare il tono e la lassità della cute, ridurre le rughe.

Si basa sull'iniezione di un gas, l'anidride carbonica nel derma o nel sottocute; tale gas, oltre a rompere meccanicamente le cellule di grasso, favorisce la crescita di nuovi vasi sanguigni. Un tessuto più irrorato è quindi un tessuto più ossigenato, ecco spiegati i molteplici benefici della carbossiterapia.

Personalmente la ritengo la soluzione migliore, al momento, per il trattamento della cellulite (la buccia d'arancia). Sia la carbossiterapia sia la radiofrequenza necessitano di più sedute, solitamente settimanali all'inizio, e poi quindicinali o mensili come mantenimento.

Nel caso dei macchinari e in particolare della radiofrequenza o del laser, presta particolare attenzione alla potenza. I macchinari possono essere medici o estetici; quelli estetici sono naturalmente depotenziati perché devono essere usati dal personale non medico.

Il mio consiglio è di ricorrere solo a quelli medici per non spendere inutilmente soldi e avere alla fine pochi risultati.

Ricorda che solo il medico può utilizzare un apparecchio medicale. So bene che molti centri estetici usano macchinari medici. Ma perché dovresti fidarti di qualcuno non abilitato che dice di utilizzare un'apparecchiatura medica?

A parte il fatto che compie un reato penale (abuso di professione medica), che credenziali può fornirti qualcuno che già si presenta come abusivo? In qualunque altro campo della medicina ti faresti curare da qualcuno che dice "non ho studiato Medicina, ma curo con le stesse cose che usano i medici"?

Una volta si diceva che dal collo o dalle mani si capisce la vera età delle persone. La buona notizia è che questa affermazione non è più vera. Oggi, infatti, la Medicina estetica ha fatto progressi impensabili.

Le tue mani hanno perso di tonicità o le vedi scheletriche e con macchioline scure? Falle biorivitalizzare e/o schiarire con fili in Pdo, con prodotti a base di acido ialuronico, vitamine, idrossiepatite di calcio o con un ciclo di peeling.

Noterai sin da subito la differenza. Le mani, soprattutto perché spesso trascurate, rispondono bene ai trattamenti.

Se hai lassità nelle zone dei tricipiti, dell'addome, nei glutei o interno coscia considera i fili riassorbibili di trazione, la radiofrequenza medicale, gli ultrasuoni microfocalizzati (Hifu) e la carbossiterapia.

Senti la pelle del viso tirare, la vedi priva di tono e con fastidiose rughettine? Prova un ciclo di biostimolazione tramite iniezioni di prodotti di ultima generazione contenenti acido ialuronico ad altissima concentrazione, biopeptidi, vitamine e antiossidanti. Già dopo un paio di sedute avrai una pelle compatta, luminosa e idratata.

Hai mai sentito parlare di Medicina rigenerativa o di Prp? Si tratta di una branca molto innovativa e affascinante della Medicina estetica.

Ma esattamente in cosa consiste? Si effettua un normale prelievo di sangue al paziente; tale sangue viene poi centrifugato in appositi macchinari in modo da separare le piastrine dal resto del sangue (plasma).

Il concentrato piastrinico così ottenuto viene quindi reiniettato mediante minuscoli aghi per stimolare e rigenerare in modo naturale i tessuti col proprio sangue; a Hollywood lo chiamano il "Vampire Lift": gli effetti sono molto belli e duraturi.

Si usa per biostimolare e ringiovanire la cute del viso, del collo, del décolleté o delle mani; è efficacissimo sulle cicatrici e le smagliature; è inoltre così potente da arrestare la caduta dei capelli e favorirne la ricrescita.

Sappi però che i medici che lo praticano devono essere abilitati (in alcune Regioni) e avere il convenzionamento col centro trasfusionale di zona che deve approvare l'attrezzatura che viene utilizzata. Ecco perché costa tanto.

Se il prezzo è basso manca qualcuno dei passaggi suddetti e quindi il trattamento non ha la stessa efficacia.

Ma perché la Medicina rigenerativa funziona così tanto? Hai notato che quando cadiamo o ci sbucciamo un ginocchio le nostre ferite guariscono da sole? Ecco, lì intervengono le piastrine con i loro potentissimi fattori di crescita rigeneranti.

Tale metodica è talmente riconosciuta che ormai viene utilizzata anche in altri campi della Medicina, come l'Odontoiatria, l'Ortopedia o l'Oculistica (vengono prodotti dei veri e propri colliri con questo metodo).

Se noti che la piega tra la radice del naso e l'angolo della bocca (piega nasogeniena) è aumentata, e ritieni di avere un aspetto appesantito, chiedi al tuo medico estetico di valutare l'utilizzo di un filler.

Il risultato è immediato e molto soddisfacente; se il prodotto è di alta qualità, utilizzato in quantità adeguata e da un medico esperto, nessuno si accorgerà di nulla e l'effetto sarà molto bello.

Il filler di acido ialuronico può essere anche utilizzato se invece ti danno noia le cosiddette "linee della marionetta", cioè se noti la comparsa di linee verticali che dall'angolo della bocca scendono verso il mento.

Il filler utilizzato in quella zona serve anche a risollevare gli angoli della bocca e valorizzare così le labbra. A volte sul mento si forma una ruga orizzontale (ruga mentale) che, spesso, viene trascurata;

ma se è trattata con un filler, dona immediatamente una nuova armonia all'intero viso.

Anche se vuoi riacquistare gli zigomi o la bocca di una volta ricorri all'utilizzo di filler. Quello per le labbra è uno dei trattamenti più richiesti; usando un prodotto riassorbibile di nuova generazione l'effetto è molto naturale e duraturo.

Il processo può essere leggermente fastidioso, ma dura pochi minuti; eventualmente, applica una crema anestetica a mezz'ora dall'inizio e chiedi al medico di utilizzare del ghiaccio spray prima di ogni iniezione.

Personalmente non ritengo utile ricorrere a un'anestesia "da dentista" perché espone comunque il corpo a una sostanza chimica e perché abbassa leggermente il labbro alterando le proporzioni.

Immediatamente dopo un filler labbra potresti notare le labbra leggermente gonfie; è una cosa del tutto naturale ed è dovuta sia al trauma ripetuto delle iniezioni sia alla composizione di alcuni prodotti che tendono a richiamare acqua; stai tranquilla, perché già dopo poche ore il gonfiore si attenuerà.

Nei giorni successivi a un trattamento con filler potresti notare la comparsa di uno o più lividini blu; non è nulla di preoccupante, infatti scompariranno dopo qualche giorno. In ogni caso puoi truccarti tranquillamente per nasconderlo ed evitare così domande indiscrete.

Ma cos'è esattamente un filler? È un gel volumizzante trasparente costituto da acido ialuronico (che è un costituente naturale dei tessuti, per cui non c'è nessun rischio di allergia) e che ha proprio il compito di ripristinare lo spessore dei tessuti che, col passare del tempo, si assottigliano.

I filler più utilizzati sono a base di acido ialuronico; ne esistono anche di altri materiali, ma assicurati che il prodotto che ti viene iniettato sia riassorbibile. Pretendi che la fiala venga aperta davanti a te e che ti venga dato il talloncino della confezione.

Evita assolutamente filler permanenti. Col tempo danno problemi anche gravi, e chi ne ha fatto uso se ne pente sempre amaramente negli anni successivi.

Non farti iniettare nell'organismo prodotti di dubbia provenienza solo per risparmiare: chiedi esplicitamente al medico cui ti sei rivolta come faccia a farti pagare così poco.

Quando ti rechi da un professionista di questo settore per un trattamento di Medicina estetica informati prima su quale formazione specifica abbia avuto. Troppo spesso molti medici si improvvisano estetici solo perché le aziende di prodotti hanno fatto fare loro un corso di una mattinata.

A chi ti fa pagare poco domanda se ha un'assicurazione professionale in caso di rischi o complicanze, e fai in modo che te la mostri. Chiedi al tuo medico se fa parte di qualche società scientifica accreditata e accertati che segua regolarmente corsi di aggiornamento.

E naturalmente assicurati di avere veramente un medico davanti a te. Sembra scontato, ma nella mia esperienza ho conosciuto personalmente farmacisti, estetiste, biologi, infermieri (e persino parrucchieri) che si proponevano per trattamenti di Medicina estetica.

Il loro è un reato penale vero e proprio, si chiama abuso di professione medica. Riesci a farti mettere le mani addosso da qualcuno che sta commettendo un reato penale? Tu sei una vera paziente e la Medicina estetica è una vera branca della Medicina moderna: solo un medico laureato e abilitato può iniettarti un prodotto nella pelle, nel grasso o nei muscoli.

Un problema molto sentito è quello della caduta dei capelli. Se perdi capelli, ciò può essere dovuto a molteplici cause: nervose, ormonali o nutrizionali, per esempio.

Se il tuo compagno nota la perdita di capelli sul vertice del capo o sulla fronte, quasi sicuramente soffre di alopecia androgenetica; passate in rassegna i membri della famiglia per capire se anche loro hanno sofferto di questo problema: si tratta, infatti, di un problema genetico ed è presente in quasi tutte le generazioni della stessa famiglia ma non perdetevi d'animo.

Oggi grazie a trattamenti medici con farmaci specifici, con l'utilizzo della carbossiterapia e delle piastrine (Prp) si possono ottenere risultati eccellenti ed evitare il trapianto.

E se invece si è già fatto ricorso a un trapianto sapete che purtroppo neppure questo è definitivo? Se i capelli trapiantati non vengono opportunamente stimolati, infatti, col tempo sono destinati a cadere anche essi.

Consulta al più presto un medico competente e non buttare via i tuoi soldi in fialette, shampoo, lozioni o pillole di dubbia efficacia. Tali prodotti hanno solo un effetto cosmetico e non medico, migliorano cioè solamente l'aspetto del capello già esistente.

Per migliorare la qualità della pelle, attenuare le rughe, eliminare cicatrici da acne, chiudere i pori e curare la pelle seborroica, la rosacea e addirittura la vitiligine, esiste una metodica di grande efficacia chiamata "Needling" e adorata dalle star di Hollywood.

Si pratica attraverso un rullo o una penna meccanica su cui sono impiantati dei microaghi di acciaio. Tali aghi, penetrando in profondità nella pelle, causano delle microlesioni con relativo microsanguinamento.

Con il Needling la pelle è spinta a rigenerarsi perché vengono rilasciati dei potentissimi fattori autologhi di crescita; si può anche associare al Prp per aumentarne l'efficacia.

Esistono vari strumenti per effettuare questa pratica, ma io utilizzo solo ed esclusivamente una penna meccanica australiana che è la migliore al mondo: è da poco giunta addirittura alla quarta generazione e ha alle sue spalle migliaia di pazienti trattate nel mondo con soddisfazione.

Non posso non menzionare i laser che richiederebbero, in realtà, un libro a parte. Si tratta di potentissimi macchinari, sempre più sofisticati ed efficienti con i quali si possono trattare tutti gli inestetismi di cui abbiamo parlato. Ma possono anche rimuovere tatuaggi, eliminare in maniera definitiva peli, verruche, angiomi, fibromi ecc.

Hanno anche bellissimi effetti sul ringiovanimento. I laser moderni non costringono più il paziente a rintanarsi in casa per giorni a causa delle croste. Ricorri senza timori alla laserterapia, se praticata da medici esperti, può solo darti benefici e risolvere certe problematiche in modo definitivo.

126

RIEPILOGO DEL CAPITOLO 6:

- SEGRETO n. 1: ricorri tranquillamente alla Medicina estetica per prevenire, preservare, migliorarti.

- SEGRETO n. 2: la cellulite è una condizione clinica molto seria e complessa da trattare; diffida di chi ti propone macchinari miracolosi.

- SEGRETO n. 3: per distendere le rughe ricorri tranquillamente al botulino: usato da medici esperti e specializzati, non avrai alcun effetto collaterale. E ricorda: il botulino non gonfia.

- SEGRETO n. 4: se vuoi migliorare la qualità della tua pelle e non hai mai fatto trattamenti di Medicina estetica, ricorri a un semplice ciclo di biorivitalizzazione con acido ialuronico e vitamine o sottoponiti a un ciclo di peeling chimici, che oltretutto non richiedono nemmeno l'utilizzo di aghi.

- SEGRETO n. 5: parla col tuo medico estetico per capire insieme a lui come migliorare il tuo inestetismo.

Conclusione

Lo scopo di questo libro, unico nel suo genere, perché enuncia nozioni (frutto delle più recenti ricerche) di medicina finalizzata a scopi estetici, è far conoscere la Medicina estetica come vera specializzazione medica a sé stante, dando nel contempo alle pazienti gli strumenti più adatti per poter scegliere con cura il medico cui affidarsi, e i trattamenti più adeguati da effettuare per migliorarsi.

La Medicina estetica oggi ha raggiunto un tale grado di complessità e innovazione che non può più essere praticata "a tempo perso" o "per arrotondare". Le conoscenze e lo sviluppo di nuovi prodotti e macchinari sono costanti e in espansione continua; per cui è necessario tenersi al passo con continui corsi di aggiornamento.

Mio obiettivo è stato anche quello di rendere consapevoli le pazienti rispetto a quanta importanza abbiano gli stili di vita ai fini della prevenzione e del mantenimento della bellezza, non cullandosi nella falsa speranza di poter vivere in modo disordinato perché "tanto prima o poi mi farò qualche trattamento".

Un filler o un botulino, praticati su una pelle non curata, asfittica, sofferente, danno un effetto finto, non piacevole. Alcuni trattamenti, come appunto i filler o il botulino devono essere la fine di un percorso, non l'inizio; oltretutto, questi ultimi, in una pelle curata, idratata, stimolata, durano molto di più e vanno quindi ripetuti meno, con minor disagio per la paziente che dilata così i tempi tra una seduta e l'altra e trae un maggior beneficio per le proprie finanze.

Non mi sono soffermato sui cosiddetti effetti collaterali da Medicina estetica; ma è bene sapere che questi esistono e sono relativamente frequenti; il livido, o ematoma, è purtroppo l'evento più temuto, e anche il più frequente.

A volte è veramente impossibile evitarlo (la mano e la tecnica contano, certo, ma non è il livido il termine di paragone per valutare la bravura di un medico estetico).

Esistono comunque dei protocolli da mettere in atto già qualche giorno prima della seduta per ridurre al minimo (ma non azzerare) il rischio di livido.

Altri frequenti effetti collaterali sono il gonfiore, la dolorabilità della parte trattata e altri... è importante mantenere un canale sempre aperto col proprio medico, e informarlo di tutto ciò che accade, anche inviando delle foto.

Una buona Medicina estetica, eseguita da un medico bravo, scrupoloso e preparato, che utilizzi prodotti autorizzati, certificati e tracciabili è comunque davvero improbabile che procuri danni gravi e permanenti.

I disagi che a volte inevitabilmente si accompagnano ai trattamenti sono sì molto antipatici, ma sicuramente tutti risolvibili nell'arco al massimo di poche settimane.

L'importante è che la paziente venga avvertita, sin da subito, sulle eventuali problematiche, in modo che possa organizzarsi la seduta in base alle proprie esigenze (venendo di venerdì o di sabato per esempio, ed evitando di fare trattamenti in prossimità di eventi sociali, di qualunque natura essi siano.)

Un'altra raccomandazione che mi sento di dare alle pazienti è: abbiate pazienza! Spesso, infatti, l'efficacia completa di un trattamento è visibile a un mese circa dalla seduta; nel caso di fili, biostimolazione, Prp, carbossiterapia o altro, possono volerci anche vari mesi.

Se non vedete subito il risultato, non scoraggiatevi, fatevi però rassicurare dal vostro medico e fatevi spiegare esattamente e perché a volte ci voglia tanto tempo: le cellule adipose cominciano per esempio ad essere eliminate non prima di 30-40 giorni dalle sedute, lo stimolo alla produzione di collagene da parte dei fibroblasti avviene dopo circa 40 giorni, il ciclo di rinnovamento cellulare dopo i peeling è di circa 15-20 giorni, i capillari trattati si chiudono dopo tante settimane e via discorrendo.

Per qualunque altro chiarimento, o dubbio, o ulteriori informazioni, contattatemi pure sulle mie pagine ufficiali dove troverete tutti i miei riferimenti.

Sito ufficiale:

www.cesaregiampietro.it

telefono 00393289337412

mail cesare.giampietro@gmail.com

Facebook:

Cesare Giampietro MD Aesthetic Medicine

Dr Cesare Giampietro Medicina Estetica

Instagram:

dr_cesare_giampietro

www.ingramcontent.com/pod-product-compliance
Lightning Source LLC
Chambersburg PA
CBHW052137270326
41930CB00012B/2923